보건의료분야의

시뮬레이션 디브리핑 포켓북

Pocket Book for Simulation Debriefing in Healthcare

보건의료분야의 **시뮬레이션 디브리핑 포켓북**

Pocket Book for Simulation Debriefing in Healthcare

2019년 8월 20일 1판 1쇄 인쇄
2019년 8월 30일 1판 1쇄 발행

지은이 | Denis Oriot · Guillaume Alinier
엮은이 | 김지영 · 김현경 · 김혜영 · 김성렬
펴낸이 | 김진환
펴낸곳 | 학지사메디컬 HAKJISA MEDICAL
04031 서울특별시 마포구 양화로 15길 20 마인드월드빌딩
대표전화_ 02-330-5188 팩스_ 02-326-0338
등 록 | 2010년 2월 8일 제313-2010-36호
메 일 | hakjisamd@hakjisamd.co.kr
홈페이지 | http://www.hakjisamd.co.kr

ISBN 978-89-6069-844-4 93510

가 격 | 16,000원

보건의료분야의

시뮬레이션 디브리핑 포켓북

Denis Oriot · Guillaume Alinier 저
김지영 · 김현경 · 김혜영 · 김성렬 공역

Pocket Book for Simulation Debriefing in Healthcare

Springer

학지사메디컬 HAKJISA MEDICAL

역자 소개

김지영 전북대학교 간호대학

김현경 전북대학교 간호대학

김혜영 전북대학교 간호대학

김성렬 고려대학교 간호대학

추천의 글

디브리핑은 효과적인 시뮬레이션 기반 교육의 토대가 된다. 시뮬레이션 상황은 실습과 예행연습의 기회를 제공할 뿐만 아니라, 활발한 토론과 학습의 장을 제공한다. 디브리핑 동안에 학습자는 촉진자와 협력하여 자신의 수행을 성찰하고 행동을 분석하게 되는데, 이러한 과정을 통해 학습자 자신의 행동 이면에 숨어 있는 이유를 더 잘 이해하게 된다. 이상적으로는 디브리핑 중 상호 간에 이루어지는 성찰과 토론은 임상수행능력을 향상시키는 중요한 학습으로 이어진다. 이러한 전환 효과가 정기적으로 일어날 수 있도록 보건의료의 시뮬레이션 프로그램을 운영하는 시뮬레이션 교육자는 디브리핑을 효과적으로 수행하는 데 필요한 지식과 기술을 갖추어야 한다.

보건의료의 시뮬레이션은 빠르게 발전하고 있는 분야이며, 교육적 방법으로서 디브리핑에 축적된 지식 또한 함께 성장하고 있다. 몇 년 전, 보건의료 시뮬레이션에 입문한 많은 교육자들은 한 가지 디브리핑 방법을 항상 선택하는 것으로 배웠을 것이다. 지난 몇 년 동안 전통적인 사고에 도전하는 새로운 방법, 모델 및 기틀이 등장하고 있다. 일부 디브리퍼는 비디오를 디브리핑 중에 항상 사용해야 하는 귀중한 자원으로 알고 있을 수도 있겠지만, 최근 연구에 따르면, 디브리핑 중에 비디오를 확인하는 방법의 가치는 제한적이었다. 그렇다면 과연 디브리퍼는 무엇을 해야 할까? 대부분의 브리핑은 매끄럽게 진행될 수 있지만, 때로는 당황 또는 좌절하거나 화를 내는 학습자와 함께 할 때는 어려운 상황이 발생할 수도 있다. 디브리퍼는 이러한 상황을 관리하기 위해 어떤 전략을 사용할 수 있을까? 전통적으로 디브리핑은 시뮬레이션 시나리오 이후에 발생하는 이벤트로 여겨졌지만, 새로운 연구결과는 시나리오 전체에 걸쳐 제공되는 짧은 피드백 형식의 대화를 지지하고 있다. 전통적인 방법인 이벤트 후 디브리핑에 찬성하는 경우에는 이러한 방법을 언제 사용해야 할까? 디브리퍼는 일상 속에서 시뮬레이션 기반 교육과 디브리핑을 진행하고 있기 때문에, 이외에도 훨씬 더 많은 추가적인 질문을 가지고 있을 것이다. 일상적인 디브리핑 활동을 지원하기 위해서는 디브리핑을 위한 포괄적인 자원이 요구된다.

[보건의료분야의 시뮬레이션 디브리핑 포켓북]은 시뮬레이션 디브리핑과 관련 문헌에 의해 철저하게 검토된 내용을 접근하기 쉽고 알기 쉬운 형식으로 제공하고 있다. 국제적인 시뮬레이션 전문가인 Denis Oriot 박사와 Guillaume Alinier 박사가 저술한 이 책은 초보 디브리퍼가 새로운 기술을 습득하고, 전문 디브리퍼는 자신의 기술을 연마하는 데 도움이 되는 유용한 정보와 요령을 안내하고 있다.

1장에서는 디브리핑 목적, 디브리핑 대상, 디브리핑 시기와 장소 및 다양한 유형의 디브리핑 주요 구성 요소를 설명하면서 디브리핑을 소개

한다. 2장에서는 기존의 내용을 기반으로 효과적인 디브리핑을 수행하기 위한 구체적인 전략을 간략하게 설명한다. 3장에서는 까다로운 디브리핑 상황, 비디오 사용, 시나리오 중 타임아웃의 사용, 비밀유지 및 디브리핑의 질 평가와 같은 몇 가지 일반적인 디브리핑 관련 문제에 대한 조언을 제공한다. 마지막으로 4장에서는 독자가 이 책에서 배운 내용을 디브리퍼로서 개인적인 경험을 고려하여 확인해 볼 수 있도록 자기 성찰의 기회를 제공한다. 이 책은 전체적으로 디브리핑 수행능력의 향상을 원하는 시뮬레이션 교육자에게 도움이 되는 표준적인 방법을 제공한다. 저자인 Oriot 박사와 Alinier 박사는 이 책에서 디브리퍼에게 필요한 일반적이고 중요한 문제를 다룸으로써 시뮬레이션 교육 분야의 발전과 향상을 지원하고 있다.

전 세계 디브리퍼들의 성공사례를 듣게 되기를 기대하는 바이다.

Adam Cheng, MD, FRCPC, FAAP, FSSH
Departments of Pediatrics and Emergency Medicine,
Cumming School of Medicine, University of Calgary,
Calgary, AB, Canada

Section of Emergency Medicine, Alberta Children's Hospital,
Calgary, AB, Canada

Alberta Children's Hospital Research Institute,
Calgary, AB, Canada

KidSIM-ASPIRE Simulation Research Program,
Alberta Children's Hospital, Calgary, AB, Canada

머리말

우리는 교수자 개발 워크숍을 운영하기 위해 몇몇의 다른 시뮬레이션 교육자와 함께 초청 받았던 2012년 터키 안탈리아에서 개최된 제7차 응급의학 유럽학술대회에서 처음 만났다. 이 책에 대한 아이디어는 2015년 초반 Qatar에서 Hamad Medical Corporation의 다양한 전문 분야의 임상교육자를 대상으로 진행된 또 다른 시뮬레이션 워크숍에서 시작되었는데, 그 당시에 우리는 워크숍 참가자에게 디브리핑의 중요성과 현재 사용되고 있는 다양한 접근방식에 대해 이야기하였다. 함께 했던 국제적인 교수진은 우리가 이 주제에 관한 책을 써야 한다고 제안하였고, 우리는 그 도전을 받아들였다. 우리의 목표는 디브리핑에 관심이 있고 이 주제에 대해 자세히 배우고 싶은 교육자에게 유용한 자료가 될 비교적 간결하고 읽기 쉬운 책을 저술하는 것이었다.

지난 수십 년 동안 시뮬레이션은 의학 교육에서 점점 더 중요한 자리를 차지하게 되었지만, 디브리핑은 진행자와 학습자가 공유하는 매우 특별한 시간이기 때문에 특히 초점을 맞출 가치가 있다고 생각한다. '알고 있는' 사람과 '학습하는' 사람 사이의 불균형적인 언어적 교환은 의사소통, 심리적 반응 관리, 임상상황에 대한 이해 및 (바람직하게는 '근거기반') 임상상황의 관리에 대한 지식과 '훌륭한' 디브리핑을 운영하는 특정한 기술을 요구하는 소크라테스식 토론처럼 보인다. 그럼에도 불구하고 임상 사례, 교육 상황, 성격 및 문화의 다양성은 아주 노련한 디브리퍼조차도 디브리핑을 수행하는 매시간마다 디브리핑을 새로운 도전으로 만든다. 디브리핑 촉진자는 종종 어디서부터 시작해야 하는지, 어떻게 다루어야 하는지, 어떻게 놓칠 수 있는지에 대해 의문을 갖게 된다. 또한 우리 둘 다 '좋지 않은' 디브리핑의 위험성과 그것이 관계적인 관점에서 얼마나 비생산적이고 위험할 수 있는지를 알고 있다. 이 점이 우리가 디브리핑에 대한 각자의 경험을 토대로 디브리핑의 초보자도 교육에서의 의사소통분야에서 자신만의 길을 찾을 수 있도록 도와주는 책을 제작하는 것이 가치 있다고 생각하는 이유이다. 이 책은 또한 수년간 디브리핑을 운영해왔지만, 디브리핑이라는 특정 주제에 대한 견해를 넓히고 해당 분야의 다른 전문가로부터 통찰력을 얻고자 하는 임상가나 교육자에게도 흥미로울 수 있다.

1장에서, 디브리핑의 기본적인 기초와 시뮬레이션 기반 교육에서의 위치에 대해 설명하였고, 나아가 시뮬레이션 과정, 환경 및 장비에 대한 안내에 대해 학습자가 받아야 하는 사전 브리핑과의 관계를 제시하였다. 2장에서는 디브리핑의 일반적인 구조, 다양한 단계를 촉진하는 방법과 필요성, 수행 격차를 해소하기 위해 사용할 수 있는 조사기법과 같은 실제적인 측면을 다루고 있다. 3장에서는 까다로운 디브리핑을 방지하거나 다루는 방법과 같은 디브리핑과 관련된 일반적인 정보와 특정 문제를 다루었다. 학습자를 위한 디브리핑의 장점을 향상시키기 위해 관련 주제에 대한 많은 연구가 여전히 진행되고 있기 때문에 어떤 방법으로도 완벽하게 해결되지는 않는다. 마지막 4장에서는 독자 여러분이 이 책을 위한 성찰적인 공헌자가 되기를 기대한다. 그리고 여백 페이지는 디브리퍼로서의 개인적인 성찰을 위해 사용하기 위한 것이다. 아무쪼록 독자 여러분의 일지로 활용하여 디브리핑과 관련된 중요한 학습 에피소드를 기록할 수 있기를 희망한다. 이 일지는 독자 여러분이 영원히 기억하고 싶은 훌륭한 디브리핑 사례나 중요한 무언가를 배웠던 디브리핑 실패담이 될 수 있다. 우리는 이 장이 누군가가 정련된 디브리퍼로 발전할 수 있도록 현재와 미래에 유용하기를 기대한다.

우리는 이 책이 독자가 사용하기 쉽고, 동료 및 학습자와의 성공적인 디브리핑을 촉진시키기 위해 준비하는 과정에서 소중한 동반자로 생각되기를 진심으로 바란다.

Hatfield, UK
Guillaume Alinier

Poitiers, France
Denis Oriot

차례

제1장 디브리핑 소개

제2장 디브리핑 진행방법

제4장 디브리핑 경험에 관한 개인 일지

약어

ABC	Airway, Breathing, Circulation
AI (A/I)	Advocacy Inquiry
CPR	Cardiopulmonary Resuscitation
CRM	Crisis Resource Management
DASH	Debriefing Assessment for Simulation in Healthcare
DEBRIEF	Defining, Explaining, Benchmarking, Reviewing, Identifying, Explaining, Formalising
DML	Debriefing for Meaningful Learning
GAS	Gather, Analyse, Summarise
GREAT	Guidelines, Recommendations, Events, Analysis, Transfer
IO	Intraosseous
LEARN	Learning Objectives, Emotions, Actions, Reflection, Next Steps
OSAD	Objective Structured Assessment of Debriefing
PEA	Pulseless Electrical Activity
PEARLS	Promoting Excellence And Reflective Learning in Simulation
RCDP	Rapid Cycle Deliberate Practice
RSF	Reflective Simulation Framework
RUST	Reaction, Understanding, Summarise, Take–Home Message
SHELL	Software–Hardware–Environment–Liveware–Liveware
SIDRA	Sincere, Innovative, Dedicated, Respectful, and Authentically care about doing their best
WAIT	What Am I Thinking?

1

디브리핑 소개

Pocket Book for
Simulation Debriefing
in Healthcare

> 디브리핑은 보건의료 분야의 시뮬레이션 기반 교육에서 가장 중요한 부분이다. 이 장에서는 디브리핑이란 무엇이며, 시뮬레이션 참여자, 관찰자나 촉진자 등을 포함하여 시뮬레이션에 관련된 모든 사람에게 디브리핑이 왜 학습과정의 중요한 측면인지를 명확히 설명하고자 한다. 또한 성공적인 디브리핑의 기초를 세우는 하나의 단계로서 브리핑을 강조하고자 한다. 그럼으로써 학습자는 채택한 접근방법, 그 단계에서 학습자에게 기대되는 것이 무엇인지 그리고 그 목적이 무엇인지를 이해할 수 있게 된다. 그리고 실제 디브리핑의 다른 중요한 사항인, 즉 무엇을, 누가, 언제, 어디서, 어떻게 디브리핑해야 할지 등에 관해서 명확한 조언을 제공하기 위해 관련 참고문헌을 토대로 개별적으로 다루고 있다. 이 장의 중요한 목적은 가장 일반적인 교육수행의 검토 방식(지시적인 피드백, 플러스/델타, 사후행동검토, 구조화된 디브리핑 등)을 명확하게 기술하는 데 있다. 이를 토대로 제시된 학습목표, 참여자의 전문지식 수준, 활용 가능한 시간 등과 같은 다양한 변수를 고려하여 디브리핑을 위한 최적의 방법을 선택할 수 있을 것이다.

1.1 디브리핑의 정의

디브리핑Debriefing은 경험적 학습에 기반을 둔 촉진된 성찰적 만남Facilitated reflection encounter으로 정의할 수 있다(Fanning & Gaba, 2007). 정확히 말하면, 디브리핑은 촉진을 받는 사후 분석적 만남으로, 일반적으로 성찰적 실습에서 전문가 개인이나 팀의 수행능력 증진에 도움을 주기 위한 학습자 중심의 기법이며, 공격적이지 않은 대화로 정의된다(O'Donnell et al, 2009). 디브리핑에서 '학습자 중심'이라는 것은 디브리핑 활동의 유형, 학습자 유형, 문화 및 디브리핑의 실제적인 목적에 달려 있음을 알아야 한다. 채택한 방식에 상관없이, 디브리핑은 어떤 유형의 시뮬레이션이나 학습활동 후에 참여자와 함께 하는 매우 유효한 과정이며(Alinier, 2007), 참여자가 행위를 수행하는 과정 또는 직·간접적으로 지도받는 성찰과정을 통해 실제로 경험을 하게 하는 것이 디브리핑의 목적이기 때문에 참여자가 반드시 경험을 가지고 있어야 할 필요는 없음을 강조한다. 직접 또는 간접적 지도라는 개념은 과정을 도와주고 있는 누군가가 있는지의 여부 또는 자기-디브리핑Self-debriefing, 자가 피드백Auto-feedback 및 동료 피드백Peer feedback을 위하여 제공된 모델이나 틀의 사용 여부에 따라 달리 정의될 수 있다. 사용된 디브리핑 접근방식에 따라 디브리핑 과정은 행동과 인지적 추론의 출처라고 생각되는 정신모델을 밝히는 데 유용할 수도 있다. 그 결과 미래의 수행을 증진시키도록 수정 또는 강화될 수 있을 것이다.

가장 일반적인 디브리핑 과정은 학습자의 지식과 기술을 확인하고 그 격차를 줄이는 데 일차적인 목적을 두고 있는 촉진자Facilitator나 교수자Instructor의 지도를 받는 학습자의 적극적인 참여가 포함된다(Raemer et al, 2011). 촉진의 수준이나 교육자 또는 멘토의 참여 정도는 **2.5**의 마지막에 주로 논의하게 될 요소에 따라 결정된다. 실제 상황의 사건은 경험적 학습사건과 마찬가지로 디브리핑의 기초를 구성한다. 비록 주변 환경, 조직문화 그리고 상황/행위의 함축된 의미 등이 토의의 역동성이나 개방성에 매우 다르게 영향을 미칠 수 있으나, 이 점은 이 책에서 다루고자 하는 핵심사항은 아니다.

디브리핑은 수행능력을 향상시키기 위한 잠재적으로 매우 강력하고 효과적인 의사소통 훈련이다(Levett-Jones & Lapkin, 2014). 이는 주로 촉진자와 학습자 간의 비대칭적 의사소통과정으로 유지되는데, 한쪽은 알고 있고 다른 쪽은 학습하는 과정이다. 이 점이 디브리핑의 효과적인 학습과정을 위하여 디브리핑을 제공하는 교수자와 학습자 사이의 상호작용의 유형과 질이 왜 중요한지를 나타낸다. 학습자가 인식하는 디브리핑 제공자의 능력과 시뮬레이션 경험의 질 간에는 상호 관련성이 있다(Helmreich & Wilhelm, 1991). 디브리핑은 종종 평가절하되기도 하지만 잠재적으로 상당한 교육적 영향을 미칠 수 있는 심리적, 교육적 뉘앙스로 가득 찬 복잡한 과업이다.

디브리핑은 시뮬레이션 학습과정에서 빼놓을 수 없는 필수적인 요소이며(Rothbeg, 2008), 심지어 "시뮬레이션은 디브리핑을 하기 위한 구실(Gardner, 2013; Weinstock, 2013)"이라고 말하기도 한다. 어떤 형태든지 디브리핑이 없는 시뮬레이션은 절대 존재할 수 없다. 다른 디브리핑 옹호자들은 "적절한 디브리핑을 포함하지 않은 시뮬레이션은 비효과적일 뿐만 아니라 심지어 비윤리적"이라고까지 말한다(Kriz, 2008). Dieckmann 등(2009)에 따르면, "시나리오 구동 이후의 디브리핑은 보다 나은 태도, 지각, 행동, 행위 또는 기술적 술기Technical skills, 조직문화, 정책, 절차, 운영 구조를 수정하는 데 있어 개인과 조직 수준에서 학습을 극대화하고 변화를 촉진하는 데 중요하다"고 하였다. 또한 사후 성찰적 과정이 없으면, 참여자가 학습한 대부분은 단지 가능성으로만 남아있게 되며, 추가 학습기회를 놓치게 되고 시뮬레이션의 효과는 상실된다(Motola et al, 2013). 컴퓨터 또는 가상현실 훈련장비Task trainer 및 화상기반 시뮬레이터의 경우처럼 학습자에게 최소한의 수준이라도 어떤 형태든지 피드백이 제공될 필요가 있다(Kowalewski et al, 2017; Perkins, 2007).

독자들은 상황에 따라 다른 적용방식을 발견할 수도 있겠지만, 본 교재는 단지 기술에 중점을 둔 훈련이나 실제 팀 또는 환자 간호 관련 이벤트보다는 완전한Full-scale 시나리오 기반의 시뮬레이션 세션과 같은 교육적 상황에서의 디브리핑에 초점을 맞추고 있다.

나아가 관찰자나 디브리핑에 참여하는 시나리오 참여자를 포괄하여 '학습자Learners'로 표현하였다. 특정 시뮬레이션 시나리오에 관련되거나 관련되었던 개인은 시뮬레이션 세션의 어떤 단계에서든 '참여자Participants'로 표현하였다. 이 책에서 자주 사용되는 다른 용어는 학습자와 대비해서 학습자를 지원하는 다양한 역할을 고려한 '교수Faculty'이다. 우리 관점에서 '교육자Educator'란 단어는 학습자의 요구나 선호도를 고려하여 다른 사람의 발전에 주요 관심을 갖는 개인을 칭하는 가장 포괄적인 용어이다. 다음으로 '교수자Instructor'를 들 수 있는데, 이들은 교육에 있어서 학습자 중심의 접근방식을 덜 채택하고 주로 기술에 중점을 둔 시뮬레이션 활동에 관여하는 사람이다. 시뮬레이션 기반 교육에서 일반적으로 사용되는 또 다른 용어는 '촉진자Facilitator'로 이들은 학습자에게 학습 기회나 상황을 제공하는 데 도움을 주고 학습자의 학습을 촉진하는 사람을 의미한다. 그런 의미에서 '디브리퍼Debriefer'는 잠재적으로 인식되는 권위를 낮추기 위해 '디브리핑 촉진자Debriefing facilitator'로 표현할 수 있다.

1.2 학습에서 디브리핑의 중요성

성인 학습과정에서 디브리핑은 사람들이 자신의 행동과 사고를 성찰할 수 있도록 도와주기 때문에 중요한 위치를 차지한다. 디브리핑은 실무

분야에 상관없이 사람들이 전문가로 발전하고 향상되도록 돕는 잠재력을 가지고 있다. 특히 성인 학습자는 이미 경험과 습관(옳고 그름)을 갖고 있다는 사실 때문이다. 촉진자의 지원을 받으며 이루어지는 깊이 있는 성찰은 일반적으로 자율적으로 일어날 것으로 기대할 때보다 학습 촉진의 과정을 수월하게 한다. 성찰은 기존의 틀이나 가정과 비교하여 행동의 의미나 함축적인 것을 의식적으로 고려하는 것이다. 촉진된 성찰은 이론적으로는 촉진자 자신을 포함하여 대상자와 다른 학습자에게 최상의 학습기회를 제공한다(Decker et al, 2013).

항상 정확한 표현은 아니지만, Gardner(2013)는 학습에서 디브리핑을 다음과 같이 표현하였다. “디브리핑은 학습과정의 핵심적인 요소이다. 사후 경험 분석과정으로서 디브리핑은 경험에 대한 토의와 분석이며, 학습한 수업을 자신의 인지와 의식으로 평가하고 통합한다. 디브리핑은 특정 사건이나 경험 동안에 무엇이 일어났는지를 탐구하고 이해하도록 하며, 무엇이 잘 되었는지, 무엇이 변하고 개선되어야 하는지 등을 토의하고, 다음에 더욱 잘할 수 있도록 논의할 수 있는 기회를 제공한다”. 경우에 따라서는 디브리핑 에피소드가 시뮬레이션 이벤트 중에 발생할 수 있는데, 이는 **3.4**에서 제시하였다.

수많은 연구와 체계적인 고찰을 통해 디브리핑이 시뮬레이션 기반 교육에 있어 수행능력을 증진시킨다는 근거가 제시되고 있으며(Cheng et al, 2014; DeVita et al, 2005; Dine et al, 2008; Falcone et al, 2008; Levett-Jones & Lapkin, 2014; Morgan et al, 2009; Savoldelli et al, 2006), 임상실습에서 권고사항으로 추천되고 있다(Wayne et al, 2008). 디브리핑은 보건의료 분야에서 효과적인 학습으로 이끄는 고충실도 시뮬레이션 요소 중 일차적인 요소이자(Wayne et al, 2008), 시뮬레이션의 필수적 요소이다(Mayville, 2011). 또한 관련 문헌에서도 디브리핑을 각각의 시뮬레이션 경험 이후의 필수적인 단계로 강조하고 있다. 나아가 디브리핑은 최상의 실무를 위한 시뮬레이션 표준에서 "모든 시뮬레이션 기반 학습경험은 성찰적 사고를 증진하기 위한 계획된 디브리핑 시간을 포함하고 있어야 한다(Decker et al, 2013)"고 기술되어 있다.

1.3 브리핑 단계

1.3.1 브리핑이 필요한 이유

시뮬레이션 교육에서는 주로 많은 학습이 이루어지는 디브리핑 단계를 강조하고 있다(Savoldelli et al, 2006). 반면 디브리핑에 앞서 보다 흥미진진하고 실제적인 시뮬레이션 단계 전에 어떤 형태로든지 브리핑이 필요하다는 사실을 놓치는 경우가 흔하다. 이는 브리핑과 디브리핑 단계 양쪽 모두에 대해 촉진자로서 준비가 필요하다는 점에 대한 평가절하를 초래하고 결과적으로 참여자에게 최적의 학습경험을 제공하는 데 방해요인으로 작용할 수 있다.

보건의료 교육에서 시뮬레이션의 브리핑 단계는 시뮬레이션 경험 중 기대할 수 있는 사항에 대해 잘 이해할 수 있도록 사례나 과업에 관련된 정보나 그것이 발생한 배경을 안내하는 시간으로 정의될 수 있다. 브리핑은 하나의 단계로 설정되어 면밀히 계획되어야 한다(Lioce et al, 2015). 브리핑은 다음의 3단계 과정으로 구성된다.

첫 번째 단계는 사전 브리핑Pre-briefing 단계로, 이 단계에서는 시뮬레이션 세션 과정, 수업의 전반적인 학습목표와 기본규칙을 세우고, 기대되는 행위, 경험에 대한 비밀 유지, 요청하거나 얻을 수 있는 지원은 무엇인지, 할 수 있는 것과 단지 하는 것처럼 흉내 내도 되는 것(예: 혈액 채취, 배양을 위해 혈액 샘플 보내기, 엑스레이 요청 등)은 무엇인지, 시뮬레이션의 제한점은 무엇인지, 일반적으로 시나리오가 어떻게 끝날 것인지, 부적절한 행위나 학습자가 한 행위에 관계없이 환자가 비가역적으로 사망하는 경우 그리고 디브리핑 과정이 어떻게 이루어지는지와 누가 참여하는지에 대한 정보를 참여자에게 제공함으로써 전반적인 학습경험에 초점을 맞춘다. 또한 이러한 요소는 '사전 브리핑Pre-briefing' 단계라 불리기도 하는데, 환경, 장비 그리고 시뮬레이션의 기술적인 측면에 대한 오리엔테이션 단계로 이어진다. 다음 단계인 시나리오 브리핑 단계에서는 촉진자, 협력자 또는 행위자Actors로서의 교수자의 역할이 제시된다(Lopreiato, 2016). 시뮬레이션 세션의 각 단계는 그림 1.1에 제시되어

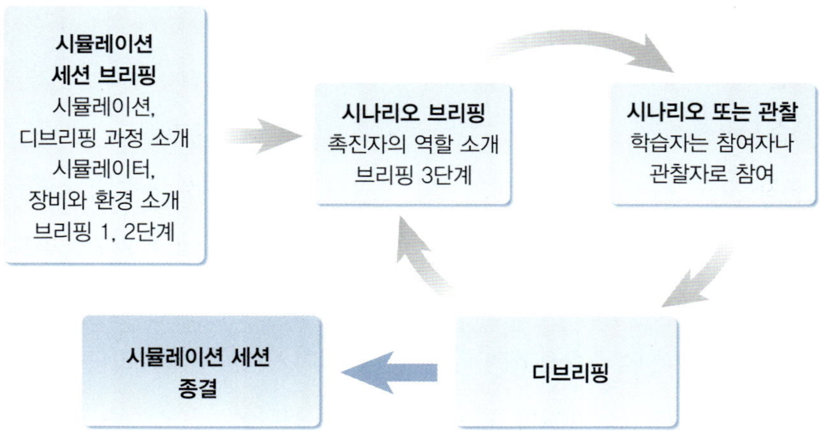

그림 1.1 일반적인 시뮬레이션 세션 과정

있으며, 다양한 부분 특히 브리핑 단계나 디브리핑 단계에 부합하는 시나리오의 잠정적인 연속성을 분명하게 보여주고 있다.

그림 1.1에서 학습자는 자신이 실제 시나리오 과정 중에 '물리적으로' 참여자와 관찰자로 분리된다는 점을 알고 있어야 함을 시사한다. 즉 어떤 사람은 시뮬레이션 환경에서 나오는 오디오나 비디오 시설이 갖추어진 교실에 남아 있고, 다른 사람은 시나리오에 참여하는 시뮬레이션 환경에 있게 된다. 첫 번째 브리핑 단계에서는 참여자가 과거에 이런 활동에 참여했는지의 여부에 상관없이 시뮬레이션과 디브리핑에 대한 막연한 두려움을 느낄 수 있음을 이해하는 것이 중요하다. 참여자는 시뮬레이션의 어떤 측면에 대해 기대감을 가질 수 있으나, 디브리핑 단계에 대해서는 여전히 불안할 수 있다. 이는 일반적으로 지식 부족, 실수, 곤경에 빠지고, 평가받고, 비판받고, 책망을 듣고, 손가락질 당하거나 창피를 당하는 것에 대한 두려움과 자신의 모습을 비디오로 보게 되는 것 등 때문이다. 요약하면 참여자는 무엇이 일어날지 그리고 자신이 어떻게 수행할 것인지에 대한 확신이 없다. 브리핑 단계나 디브리핑 소개 시간에 이러한 불안감을 다루고 참여자를 안심시켜야 한다. 주요 규칙 중 하나는 학습경험에 대한 비밀 유지와 관련되는데, 모든 참여자가 시나리오 내용과 참여자가 수행한 적절한 또는 잘못된 행위에 대해서는 오직 세션 시간에만 제한적으로 논의된다는 점에 동의해야 한다(Arafeh et al, 2010). 비밀 유지의 원칙이 제외되는 예외적인 상황이 발생할 수도 있다(**3.7** 참고). 이외에 매우 중요하고 관련된 규칙은 시나리오나 디브리핑 중에 이루어지는 참여자와 촉진자 간 또는 이들 내부에서의 상호존중과 관련되어 있다. 촉진자는 모든 참여자에게 동료와 이야기할 때 공격적이지 않

고 존중하는 방식으로 디브리핑에 참여하는 방법을 알려주어야 하며, 실제로 누가 학습자와 촉진자의 입장으로 참여하는지에 대한 정보도 제공해야 한다. 참여자에게 상세한 시나리오의 목표보다는 개괄적인 학습목표를 상기시켜줌으로써 시뮬레이션 수업의 경험적 학습 측면을 강조할 필요가 있다. 참여자에게 시나리오 진행 중에 실제로 무엇이 일어날지 모르기 때문에, 실수하는 것은 극히 자연스러운 일임을 설명해 준다. 시나리오 브리핑의 일환으로 주요 시나리오 이벤트에 대한 정보를 공개하는 것의 부작용은 참여자가 실제상황에서 기대되는 비판적 사고와 팀워크를 연습해 볼 수 있는 학습기회를 부분적으로 훼손시킨다는 데 있다 (Alinier, 2011).

두 번째 브리핑 단계에서는 참여자의 평소 근무환경에서 이루어지는 현장 시뮬레이션 세션이 아니라면 시뮬레이션 환경의 많은 요소가 참가자가 예상하는 것과 상황, 배치 및 기능 측면에서 다를 수 있기 때문에 장비에 대한 안내를 제공해야 한다. 장비관련 오리엔테이션은 일반적으로 시뮬레이션 기술이나 환자 시뮬레이터(표준화 또는 모의 환자), 의료장비(모의 또는 실제 장비), 참여자에게 익숙하지 않은 의료 기구에 대한 설명을 포함한다. 참여자에게 시뮬레이터나 '환자'를 존엄성, 존중 및 전문성을 가지고 대해야 함을 상기시켜야 한다. 참여자에게 환경과 관련하여 시나리오 중에 접근할 수 있는 것이 무엇이며, 어떻게 도움을 요청할 수 있는지를 설명해 주어야 한다. 이 2가지 단계의 브리핑은 곧바로 이어지는 실제 학습사건과 관련하여 가상 계약Fictional contract을 맺도록 도와주고, 시뮬레이션의 잠재적인 한계점과 관련하여 참여자의 불신을 없애주는 데 도움이 된다(Dieckmann et al, 2007). 시뮬레이션 시나리오는 항상 시간, 비용, 실행 가능성, 자원의 활용 가용성 또는 편리성 측면에서 한계를 갖고 있다. 이러한 점을 인정하면 참여자는 학습과정과 결과에 대해 최소한의 영향을 받으면서 이러한 한계점을 수용하는 올바른 마음가짐을 갖게 된다.

마지막 브리핑 단계는 특히 각각의 개별적인 시나리오와 실제 학습경험과 관련된 사항에 따라 진행된다. 이 단계에서는 시뮬레이션 사례와 관련된 시간, 팀 구성 및 이전에 수행된 중재나 이미 알고 있을 것으로 기대되는 환자의 병력과 같은 상세한 정보가 특정한 상황 안에서 참여자에게 제공되어야 한다(Alinier, 2011). 또한 이 단계는 각각의 참여자에게 이제 막 시작하는 시나리오 맥락 안에서 역할과 책임을 부여하는 단계이다. 만약 촉진자가 시나리오상 협력자(특정 임상능력을 가진 사람으로 시나리오에 포함된)로서 적극적인 역할을 맡거나 관련자로서 활동하는 경우라면 참여자의 혼란을 막고 촉진자의 개입에 대한 참여자의 기대를 관리하기 위해서 촉진자의 역할을 명확히 해야 한다. 시나리오 브리핑은 시뮬레이션 환경에 투입되기 전에 참여자에게 명확한 유인물 형태로 제공할 수 있는데, 이 방법은 관찰자가 동일한 정보를 얻는 데 도움을 줄 수 있다. 이 단계의 마지막에 디브리퍼가 특정 신호나 메시지를 사용하여 시나리오를 끝낼 것이라고 참여자를 안심시키고 디브리핑이 시작될 때까지 조용하게 있도록 당부해야 한다.

초기 브리핑 단계는 일반적으로 참여자가 학습과 추론이 어떻게 이루어지고, 어떻게 촉진될 것인지를 이해할 수 있도록 도와주는 '시뮬레이션 세션 브리핑(그림 1.1)' 또는 '사전 브리핑과 오리엔테이션'의 일부로 진행된다. 그 결과 참여자는 실제 환자가 아닌 모의 환자와 참여자가 익숙하게 접하던 환경이나 상황과는 다른 학습 이벤트에 참여하고 있다는 것을 알고 있기 때문에 시뮬레이션이 돌이킬 수 없는 속임수라고 느껴지지 않게 된다. 이와 같은 사항은 학습자가 디브리핑 단계를 준비하는데 있어 핵심적인 준비요소이다(Zigmont et al, 2011).

심리적 관점에서 볼 때, 브리핑의 다양한 단계는 촉진자가 학습자나 참여자와 어떤 형태의 관계와 신뢰를 구축할 수 있는 시간이기도 하다(Decker et al, 2013; Lioce et al, 2015; Rudolph et al, 2014). 브리핑은 현실을 모방한 시나리오나 시뮬레이션 경험 중에 겪게 되는 스트레스와는 다르게 촉진자가 관찰하고 있는 상황으로 인해 유발되는 참여자의 스트레스를 감소시키기 위해 특히 중요하다. 따라서 브리핑은 참여자가 시뮬레이션에 참여하는 방식에 직접적으로 영향을 미치며, 이는 다시 디브리핑에 영향을 미치게 된다(Page-Cutrara, 2014). 학습자나 촉진자의 행동이나 언어적 편향이 이후의 시뮬레이션 세션의 후속 단계와 미래의 시뮬레이션 세션에 영향을 미칠 수 있기 때문에 시뮬레이션 세션 동안 학습을 위한 심리적 안전성이 유지되어야 한다.

시뮬레이션은 성찰적 실습을 위해 특별히 통제된 환경을 제공해야 하며, 여기서는 실수가 허용된다는 점을 학습자에게 강조해야 한다. 참여자가 시뮬레이션에서 임상적 또는 판단 실수를 범하는 것은 당연한 것으로, 이는 디브리핑에서 다루어질 것이라는 점을 분명히 설명해 주고 참여자가 주요 의사결정의 순간에 관해 생각나는 대로 말하도록 요청함으로써 자신의 '행위에 대한 성찰'이 이루어지도록 해야 한다. 그렇게 함으로써 관찰자와 촉진자는 참여자의 사고과정, 의식구조와 행위를 이해할 수 있게 된다(Burbach et al, 2015). 또한 참여자에게 투여하는 약의 농도, 용량 또는 다른 치료방법과 같이 잠재적으로 중요한 행위를 분명하게 말로 표현하도록 요청하는 것이 중요하다. 그럼으로써 시나리오 진행과정이나 환자의 생리적 반응이 참여자의 행위와 일치하도록 할 수 있다. 이 과정은 가끔씩 초보자를 위한 교육적 목적으로 촉진자와 함께(**3.4** 참고) 사용되는 실질적인 '타임-아웃Time-outs(또는 시뮬레이션 도중 이루어지는 디브리핑In-simulation debriefing)'을 의미하는 것은 아니며, 참여자가 자신의 생각을 말로 공유하기 위해 개인적 노력을 의식적으로 기울이는 것으로 관찰자와 촉진자뿐만 아니라 다른 시나리오 참여자도 들을 수 있어야 한다.

시뮬레이션 수업의 모든 단계(수업 전, 진행 중, 진행 이후)에서 학습자의 성찰적 과정을 지도하기 위한 성찰적 시뮬레이션 틀Reflective Simulation Framework(RSF)이 일차적으로 보건의료 분야의 학부과정에서 사용하도록 개발되었다(Jones & Alinier, 2015). 브리핑 단계에서 참여자와 촉진자 간의 신뢰와 존중이 확립될 필요가 있으며, 이는 학습에 기여하기 때문에 시뮬레이션 설계에 관한 최상의 실무표준의 핵심요소 중 하나이다(Lioce et al, 2015). **표 1.1**에 브리핑의 3단계 과정의 주요 내용을 제시하였고, 이는 촉진자가 참여자에게 브리핑 단계에서 설명해야 하는 내용에 관해 안내하고 있다.

1.3.2 브리핑 생략 시 발생 가능한 문제

시뮬레이션 기반 학습과정에서 디브리핑 단계는 브리핑 단계 자체에 의해 상당히 영향을 받을 수 있는데, 이는 제공된 정보가 참여자와 학습자가 시뮬레이션 세션 과정에서 가지게 되는 가정을 최소화할 수 있기 때

표 1.1 브리핑의 3단계 과정

브리핑 단계	학습자에게 제시해야 할 내용	학습자에 대한 기대
1단계: 시뮬레이션 (사전 브리핑)	• 학습경험임을 강조 • 시뮬레이션 세션의 구성: 브리핑, 시뮬레이션, 디브리핑 • 학습과정에서 실수가 일어나는 장소 • (가상이 아닌) 실제로 해야 하는 행위: 수행해야 할 행동, 말로 표현해야 하는 생각 등 • 과거 시뮬레이션 경험 유무와 그 당시 느낌이 어떠했는지에 대한 질문 • 시나리오 종료에 대한 특정 신호 • 시나리오 종료 후 모든 참여자의 디브리핑 준비가 완료될 때까지 서로 의사소통하지 않도록 당부하기 • 안전: 비밀 유지와 배려 • 안심시키기와 불안감 완화 • 규칙 안내: 신뢰, 비밀 유지 및 존중 • 개괄적인 학습목표 제시	• 학습자의 염려되는 점을 공유하기 • 신뢰와 존중할 만한 행동하기 • 실제 환자를 간호하는 것처럼 시뮬레이션에 참여하려는 의지
2단계: 시뮬레이터와 환경 (오리엔테이션)	• 장소에 대한 안내 • 시뮬레이터와 모델의 특성, 현실성 및 한계(가상 계약)에 대한 설명 • 시뮬레이션 마네킹과 표준화 환자에 대해 사정 가능한 사항과 사정이 불가능한 것, 요청 가능한 사항이 무엇인지에 대한 안내(모세혈관 재충전, 피부상태 등) • 기술적 환경 및 예상과 달리 작동하는 것은 무엇인지에 대한 안내 • 어떤 장비에 접근이 가능한지 가능하지 않은지의 여부 • 가능한 지원: 전화, 구조 팀 등	• 시뮬레이터를 만져보고 시험해 보기(청진음 듣기, 맥박 촉진 등) • 환경에 대한 조사와 의료 장비, 응급카트의 내용물이나 이용 가능한 다른 항목 등에 대한 점검 • 전문적인 참여(가상 계약)

표 1.1 브리핑의 3단계 과정 (계속)

브리핑 단계	학습자에게 제시해야 할 내용	학습자에 대한 기대
3단계: 시나리오 (개별 시나리오 마다 다름) (시나리오 브리핑)	• 현장 또는 현재의 임상상황 • 시간 • 환자의 과거력(학습목표의 일부로 수집이 가능할 경우) • 촉진자 소개 및 시뮬레이션과 디브리핑에서의 역할 • 시나리오에 대한 소개 • 잠재적으로 필요한 도움에 관한 교육 • 필요하다면 팀 내에서 다른 역할을 부여하고, 촉진자가 시나리오에 참여하는 경우에는 촉진자의 역할을 명확하게 설명	• 시나리오 인계사항에 대한 경청 • 팀원과 참여(동료나 협력자) • 시나리오에 참여하는 팀의 일원으로서 역할을 추측해 보기 • 관찰자는 시나리오를 주의 깊게 따라가야 함

문이다. 지금까지 논의한 바와 같이 디브리핑은 학습과정의 핵심적인 단계이다. 이 과정은 성찰을 촉진하고 학습자가 자신의 틀이나 사고, 행동을 설명하는 토의과정에 참여하고, 자신이 수행한 행위의 다른 측면에 대해 직·간접적으로 피드백을 받는 매우 특별한 사건이다. 이 방법을 통해 자신의 옳은 판단과 전문적인 기술을 강화하고, 자신의 행위에서 잘못된 것과 수정할 필요가 있는 것이 무엇인지를 알게 됨으로써 수행의 질이 향상될 수 있다.

시뮬레이션 경험 전에 학습자에게 브리핑을 제공하지 않는 것은 디브리핑을 촉진하지 않는 것만큼이나 해롭다. 이 경우에 참여자의 학습경험은 혼란스러워지고 특히 복잡한 상황이 발생하면 참여자와 관찰자는 가장 중요한 시뮬레이션 세션 중에 학습경험이 이루어지지 않을 수도 있다. 브리핑은 참여자가 실제 임상절차를 수행하는 데 있어 촉진자가 가지고 있는 기대에 대해 참여자가 해야 할 가정을 명확하게 하는 데 도움이 된다. 참여자는 실제로 수행하는 대신에 단순히 모의 행동으로 할 것인지 또는 말로 설명만 할 것인지를 결정할 수 있다. 이러한 결정은 시뮬레이션이 매우 활발해질 때 촉진자와 관찰자가 예상된 활동이 수행되지 않았음을 인지하는 데도 도움이 된다. 반대로 시나리오의 진행에 방해가 되는 경우도 있는데, 예를 들어 수액교환이나 투약, 산소공급과 같이 예상된 행위를 참여자가 모의 행동으로 하는 것을 촉진자가 보지 못하게 되면 환자상태는 계속 악화될 수 있다.

브리핑이 완전히 생략될 수 있는 유일한 경우는 시뮬레이션이 학습자나 참여자에게 정규적으로 실시되는 경우이다. 예를 들어, 만약 시뮬레이션이 환자 병동(현장)에서 직원 교육활동으로 정기적으로(예: 매주) 진행 중이거나 참여자가 이미 시뮬레이션 과정에 대해 인지하고 있는 경우에는 생략이 가능하다. (두 번째나 세 번째 시나리오에 대한) 브리핑이 거의 생략될 수 있는 다른 예는 교육자가 3가지 시나리오로 구성된 빠른 주기의 계획된 실습을 순서대로 진행하고 세 번째 시나리오에서는 복잡성에 약간의 변화만 있는 경우이다(**3.8** 참고).

1.4 디브리핑의 목적

디브리핑은 시뮬레이션 기반 교육에서 핵심적인 요소이다(Fanning & Gaba, 2007). 디브리핑의 목적은 시뮬레이션 경험이 계획하고 있는 학습목표와 관련하여 참여자의 활동에 대한 성찰적 토의과정에 학습자를 참여시키는 데 있는데, 시뮬레이션 과정 중에 발생할 수 있는 다른 중요한 사항이나 사건으로 인해 더 풍부해질 수 있다. 시뮬레이션 기반 중재나 경험에 대해 사전에 계획된 학습목표가 없다면 디브리핑이나 다른 형태의 피드백은 존재할 수 없다. 기본적인 복강경 시뮬레이터의 간단한 조작과 같은 단순한 과업조차도 학습목표에 따라야 하고, 학습자는 기술과 활동을 완료하는 데 들인 시간에 대해 피드백을 받아야 한다.

1.4.1 디브리핑 주제의 선정 시기

시뮬레이션이 끝날 즈음에 촉진자와 디브리퍼는 무엇을 디브리핑해야 할 것인지를 생각하고 있어야 한다. 무엇을 디브리핑할 것인지를 결정할 수 있는 시간이 길지는 않지만(최대 2~3분), 이는 시나리오 학습목표와 참여자의 수행에 근거해야 한다. 이는 참여자의 학습요구에 가장 적합한 시나리오를 선택해야 한다는 점을 강조하는 것이며, 일반적으로 교수의 강점과 약점뿐만 아니라 교과과정과 연계된 학습요구를 고려한 사전 시뮬레이션 회의에서 이루어진다. 이 의미는 일반적으로 디브리핑될 것으로 예상되는 사전에 확인된 학습목표와 함께 시뮬레이션에서 관찰된 요소를 중요 사항으로 고려해서 디브리핑 동안에 논의해야 한다는 것이다. 이러한 사항은 시간 절약을 위해 시나리오가 종료되는 시점에 간략히 기록하며, 시뮬레이션 후 촉진자 간 회의에서 다룰 필요가 있다. 또한 논의되는 주요 학습목표와도 관련성이 있어야 한다. 시나리오를 끝내기 전에 환자상태의 관점에서 짧은 기간 안정상태를 유지함으로써 시간을 확보할 필요가 있다(Cheng et al, 2015b). 또한 실제 디브리핑 과정에서 예기치 않게 몇 가지 추가적인 사항이 핵심적인 학습목표로 다루어져야 하는 경우도 있다.

1.4.2 디브리핑 주제의 내용

디브리핑할 내용을 정하는 근거는 시뮬레이션 중에 팀이나 특정 참여자로부터 관찰된 수행 격차Gaps in performance나 확인된 주제의 우선순위이다. 이는 주요한 실수로 연결된 다른 활동 중에 수행 격차가 관찰되었다면, 학습목표를 디브리핑의 주요 대상으로 반드시 고려할 필요는 없다는 것이다. 시뮬레이션 과정에서 학습목표는 정확히 달성된 반면, 환자의 안전 이슈에서 다른 수행 격차가 발견되었다면 디브리핑 과정에서 이를 다루어야 할 필요가 있다. 이러한 경우 디브리핑의 대상은 원래 논의하려고 선택한 시나리오 학습목표와는 완전히 다를 수 있다. 학습자 중심의 디브리핑이라는 개념을 고려할 필요가 있으며(Cheng et al, 2016b), 따라서 시나리오 진행 단계에서 확인된 디브리핑 사항만을 고수할 필요가 없고 시나리오 참여자나 시뮬레이션 수업에 참여하는 학습자에게 보다 중요하다고 판단되면 다른 핵심요점을 대신 논의할 수 있다. 하지만 소규모 팀(또는 개인)이 수행한 특정 시나리오 활동을 디브리핑 주제로 초점을 맞추게 될 때 원래 확인된 핵심적인 학습사항이 논의되지 않음으로써 다른 학습자에게 피해가 발생하지는 않는지 항상 고려해야 한다. 시나리오 참여자와 심도 깊게 토의하는 중요한 점이 다른 학습자에게는 사소한 것일 수 있고 그 반대인 경우도 있다. 전체 수업이 끝날 때에는 논의된 학습목표가 원래 의도된 핵심적인 사항에서 상당히 벗어날 수 있으며, 이로 인해 다른 시뮬레이션 세션을 계획해야 할 수도 있다. 원래의 의도는 팀 훈련이나 의사소통을 포함하려고 했으나, (예상치 못하게 확인된 약리학적 지식의 차이 때문에) 약리학적 관점에서 환자의 임상관리에 초점을 맞추다가 디브리핑을 마치게 되어 추가적인 다른 세션에서 다시 보충할 필요가 발생하기도 한다. 이런 문제를 피하기 위하여 특정한 디브리핑 학습사항에 문제가 있는 일부 학습자에게 수업이 끝날 때까지 기다리도록 하여 토의를 계속하거나 적절한 참고 자료를 제공하여 자율적으로 격차를 해결하도록 한다. 이러한 참고 자료는 시나리오나 시뮬레이션 활동 설계 자료의 한 부분일 수 있으며(Alinier, 2011), 시나리오에 관련된 유용한 정보가 담긴 도구상자Toolbox로 불린다. 보다 자세한 사항은 본서의 **2.8**에 제시되어 있다.

디브리핑의 주제는 지식, 기술, 행동 및 태도를 다루는 것이다. 만약 시뮬레이션에 여러 분야의 전문가팀이 참여한다면, (만약 실제로 시나리오 중에 의사소통이 향상되었다면) 의사소통과 같이 팀의 대부분이 참여할 수 있는 디브리핑 주제를 토의하는 것이 중요하다. 그렇지 않을 경우에는 한 가지 특정 분야만 관련된 기술적인 측면에만 디브리핑의 초점을 맞추게 될 위험성이 있다.

인간의 뇌기능이 갖는 의도적인 무시Intentional blindness로 인해 시나리오 시연 이후에 참여자에게 디브리핑을 제공하는 관찰자는 본질적으로 불완전한 관찰력을 갖고 있으며(Chabris, 2017), 행위에 대한 해석을 하고자 한다(Youtube, 2017).

이러한 이유로 역설적으로 시나리오 관찰 이후 디브리핑 자체를 시작할 때 디브리핑의 주제를 발견할 수 있는 여지가 존재한다. 팀 리더가 팀원의 과업을 잘못 배분하는 것과 같은 팀워크 원칙이 지켜지지 않으면 감정이 유발되고 이러한 불만감은 대부분 '반응 단계(감정의 분출)'에서 표출된다. 만약 시뮬레이션을 관찰하는 교수(아마도 이후의 디브리퍼)가 시뮬레이션 과정에서 환자관리와 같은 기술적인 면에 초점을 맞추느라 이러한 점을 포착하지 못했다면, 디브리핑 중에 팀원 간의 감정 분출이 발생하고 이로 인해 의사소통과 같은 비기술적인 면을 디브리핑하게 된다. 이는 때때로 사례 진단에 관하여 팀 리더와 팀원 간에 불일치가 명백해진 경우에는 분석 단계의 시작 시 디브리핑의 기술Description과정에서 발생한다(**2.4** 참고). 마지막으로 디브리퍼가 참여자에게 일어난 특징적인 사항을 알아채지 못한 경우에는 디브리퍼가 참여자에게 무엇이 어려웠는지를 물어보는 과정에서 뒤늦게 감정의 분출이 일어날 수도 있다.

일단 시나리오에 대한 관찰이 끝나면 디브리핑 과정의 시작 단계에서 디브리핑 주제를 정할 수도 있기 때문에 디브리퍼는 열린 마음으로 편안하게, 참여자의 말을 주의 깊게 듣고 가장 후배인 참여자가 하는 말에 특히 주의를 기울이도록 한다.

수행 격차에 대한 관찰 중에는 비기술적 술기도 중요하다. 인적인 요소(Carayon, 2011; St. Pierre et al, 2011)와 위기자원관리Crisis Resource Management(CRM) 원칙(Gaba et al, 2001; Howard et al, 1992)은 모든 시뮬레이션에 등장하는 토의사항이다. 디브리핑 과정에서 참여자 간의 상호작용과 관련하여 수행절차, 지침 및 프로토콜, 장비(인체공학, 운용기술, 기능성 등), 환경(인체공학, 음향, 배치 등), 환자, 팀 구성원 및 관련 요소(의사소통, 팀워크, 리더십, 상황인식, 상호지지, 의사결정, 실무적이고 인지적인 기술 등)의 인적인 요소가 종종 토의된다. 이는 종종 실수나 누락으로 이어지기 때문에 일반적으로 위기자원관리 훈련은 환자 안전에 대한 위협을 일시적으로 중지시킬 수 있다(Helmreich & Davies, 1996).

디브리핑의 핵심적인 사항을 확인하는 지침은 **표 1.2**에, 인적인 요소

표 1.2 디브리핑 주제 확인

<table>
<tr><th colspan="3">언제 디브리핑 주제를 확인할 것인가?</th></tr>
<tr><td colspan="2">시뮬레이션 중</td><td>디브리핑 중</td></tr>
<tr><td colspan="2">개인, 팀 전체 또는 관찰자의 플러스/델타 기록에서 촉진자가 관찰한 (인지적, 기술적, 행동적인) 수행 격차(1.8.5, 표 1.5 참고)</td><td>• 반응 단계: 일부 팀원 간의 특정 감정의 표출, 무관심, 좌절, 실패, 비난, 분노 등
• 기술 부분: 리더와 팀원 간 진단의 불일치
• 회상의 어려움: 시나리오 관찰 중 발견하지 못한 점을 드러냄</td></tr>
<tr><td>시나리오 학습목표와 관련된 사항</td><td>시나리오 학습목표와 관련 없는 사항</td><td>팀워크 원칙의 기능이상에 대한 의심(반응 단계와 기술 부분)
기술적, 비기술적 술기 문제(회상의 어려움)</td></tr>
<tr><td colspan="3">환자에게 잠재적 이득이 커서 타협하거나 다루어져야 하는 가장 중요한 수행 격차 3~4가지를 선정해야 하며, 소요시간을 고려한다.</td></tr>
</table>

표 1.3 위기자원관리 원칙과 팀원의 특성

역할의 명확성/리더십	과업을 배정할 때와 정기적으로 재평가할 때 침착함을 유지하기(10분을 위한 10초의 원칙, Rall et al, 2008), 조력자로서의 리더와 팀원, 리더는 팀 역할을 부여하고 적극적 참여를 요청, 리더는 의사결정과정에 전원을 참여시켜야 함
의사소통	모든 팀원은 언어적, 비언어적 의사소통으로 설명을 듣거나 지시받게 되며, 메시지와 요구사항을 확인하기 위한 폐쇄형 의사소통과 피드백의 활용을 정확하게 이해하고 전달하고 실행해야 함
문제해결	문제를 인식하고 조직적이고 효율적인 문제해결 접근 위기상황에서 자원의 적절한 활용을 포함한 대안적인 해결방법을 실현하고 고려할 수 있는 능력
자원 활용	팀원의 역량, 과업수행 장소와 활동시간의 적절한 활용 기술적 지원의 적절한 활용 한계 인식, 신속한 도움 요청 및 특정 요구사항을 조기에 예상 우선순위 설정 및 과업의 적절한 위임 또는 재배정
상황인식	리더는 생각을 말로 표현함(사정, 관찰 및 의사결정 사항을 말로 표현하기) 상호 지지를 제공하면서 실수의 고착화를 피하고 가능한 사건을 예측하기 지속적으로 상황을 재사정하고 재평가할 것

출처: Hicks 등(2012)에서 인용

중 가장 일반적인 위기자원관리 주제와 관련된 비기술적 술기는 **표 1.3**에 제시하였다.

시뮬레이션을 통해 습득된 지식은 적용능력을 향상시키고(Hicks et al, 2012), 환자 간호에 도움이 되는 것으로(Boet et al, 2014) 입증되었기 때문에 위기자원관리 원칙은 특히 중요하다. 모든 사람이 자신의 행위, 상호작용 및 팀 기여도에 대해 질문하도록 하는 위기자원관리의 원칙을 활용할 수 있다.

시뮬레이션 중에 확인된 수행 격차의 수가 디브리핑에 배정된 시간과 많은 메시지와 학습사항을 받아들이는 학습자의 용량을 넘어설 수 있다. 따라서 우선순위를 정하고 디브리핑할 3개 내지 4개의 핵심적인 사항을 선택하는 것이 편리하다. 그렇지 않으면 학습자는 학습사항으로 인해 과부하가 걸리고, 아무것도 남지 않거나 가장 중요한 사항을 잊게 되어 디브리핑의 장점이 줄어들 수 있다. 학습이론과 Miller(1956)의 연구에 따르면 작업기억용량을 초과하지 않는 정도의 숫자는 7±2라고 알려져 있다. 과부하된 정보는 작업 기억에서 학습효율을 감소시킨다(Clark et al, 2011). 모든 경우의 디브리핑을 마치면서 수행 격차가 해결되었는지를 확인하는 동안 디브리핑된 주요 사항을 계속 기억하고 있는지 점검하는 것이 중요하다(**2.7** 참고).

수많은 수행 격차 중에서 무엇을 디브리핑 주제로 선정할 것인가?

아마도 시뮬레이션 시나리오의 학습목표와 관련된 수행 격차가 가장 중요하기 때문에 보통의 경우 이를 선정하게 된다. 하지만 때로는 수행 격차를 좁히는 것이 환자에게 가장 이득이 되거나 참여자가 토의를 원하는 것을 찾기도 한다. 예를 들어, 만약 기도삽관은 성공적이었지만 기관

내 튜브를 안전하게 고정하는 데 문제가 있고 후두경을 다루는 데 미숙한 점을 관찰한 경우에는 기관 내 튜브의 고정에 대해 디브리핑하는 것이 후두경의 사용방법을 다루는 것보다 더 중요하다. 그 이유는 이 문제가 전체 팀원과 관련된 문제이고 (실제 환자에서 기관 내 튜브가 빠질 위험이 있어) 추가적인 기도삽관의 결과로 이어질 수 있기 때문이다. 후두경을 다루는 문제는 디브리핑의 마지막에 기도삽관을 수행한 참여자를 다시 실습실로 불러 훈련자의 감독하에 실습하도록 하면 해결이 가능하다. 또한 이 특정 시나리오 도구상자에 기도삽관 기술에 관한 근거기반의 참고문헌을 최신 자료로 갱신함으로써 이 자료를 원하는 학습자와 신속하게 공유할 수 있다.

어떤 경우든지 참여자와 너무 많은 디브리핑 주제를 다루지 않아야 한다. 왜냐하면 학습자는 모든 것을 기억할 수 없기 때문이다. 너무 과다한 정보는 학습자가 정말 중요한 몇 가지 핵심사항까지도 기억하지 못하도록 방해할 수 있다.

1.5 디브리핑의 참여자, 시기 및 장소

1.5.1 디브리핑 참여자

디브리핑 참여자는 디브리핑을 촉진하도록 적절한 훈련을 받아야 하는 디브리퍼(Decker et al, 2013)와 시뮬레이션에 참여한 학습자, 촉진자, 협력자, 행위자 및 때로는 동료 학습자를 포함한다. 동료 학습자는 일반적으로 근처의 다른 방에서 오디오나 비디오를 통해 시뮬레이션 기반 활동을 관찰하게 되는데, 이는 직접 관찰이 상당히 산만하고 위협적이기 때문이다. 시나리오의 주요 촉진자뿐만 아니라 시뮬레이션 활동에 참여한 모든 사람 그리고 일반적으로 관찰자까지도 반드시 디브리핑 과정에 포함되어야 한다.

디브리퍼가 참여자와 관찰자에게 디브리핑의 규칙을 먼저 설명하는 것이 중요하다. 디브리핑을 위한 공통적인 규칙은 다음과 같다.

- 일단 시나리오가 끝나더라도 모든 사람이 디브리핑할 준비가 되기 전까지는 시나리오에 대해서 토의하지 않기
- 질문하기 위해 손들기
- 서로 존중해 주기
- 무례하지 않기
- 참여자를 비난하는 대신 "이런 방법으로 수행한 이유는 무엇인가요?"라고 질문하기
- 토의하는 모든 사항에 대해 비밀 유지하기

관찰자에게 시나리오와 디브리핑 중에 플러스/델타 개인일지(**1.8.2** 참고)를 작성하게 하고, 이를 나중에 수거하여 관찰자의 관점에서 오해한 것이나 다른 수행 격차를 확인하거나 두 집단의 관찰자에게 다른 역할을 배정하여 그들의 관찰사항을 공유하게 하는 적극적인 역할을 부여하는 것이 흥미로울 수 있다(Angelo & Cross, 1993).

시뮬레이션 프로그램의 성공을 위한 주요 요소 중 하나는 시나리오의 준비와 운영 및 디브리핑 촉진과 관련하여 촉진자를 적절하게 훈련시키는 것이며(Leigh, 2008), 이를 통해 참여자는 자신의 수행에 대해 낙담

하거나 조롱당하는 느낌을 갖지 않을 수 있다. 다른 핵심사항으로는 디브리퍼는 학습자가 참여 중인 모든 시나리오를 주의 깊게 관찰해야 한다는 점이다(Decker et al, 2013). 이는 디브리핑을 촉진하고 실제 상황에서 빠뜨리지 않고 더 많은 정보에 기반한 관찰을 가능하게 한다. 디브리퍼가 옹호-질문 기법을 적용하기 위하여 참여자의 진술에만 완전히 의존하기는 어렵다. 참여자의 간접 관찰은 부정확하고 논쟁의 여지가 있으므로 디브리핑 과정에 역효과를 가져올 수 있다.

때때로 수행을 관찰한 촉진자의 안내 없이 디브리핑이 시행되기도 하는데 이 경우는 팀 주도의 디브리핑Team self-debriefing이다. 이는 또한 동료 디브리핑이 될 수 있다(팀이 수행하는 플러스/델타, **1.8.2** 참고). 시간이 촉박하거나 감독자가 부족한 경우에는 이러한 방식이 제안되기도 하지만, 이와 같은 유형의 디브리핑은 행위자와 관찰자 간의 독립성이 부족하고 편향Bias의 가능성이 있거나 학습자 스스로 문제점과 칭찬받을 만한 행동을 확인하기 때문에 중요한 모든 수행 격차가 제기되지 못할 수도 있다.

1.5.2 디브리핑 시기

디브리핑을 시행하는 최적의 시간은 일반적으로 시뮬레이션이 끝난 직후이다(Gardner, 2013; Waxman, 2010). 이미 살펴본 것처럼 시나리오 진행 중의 짧은 피드백(타임-아웃)은 특수한 상황(**3.4** 참고)에서 사용된다. 디브리핑을 진행하는 촉진자는 시나리오가 끝날 때부터 모든 참여자가 편안히 앉아 디브리핑할 준비가 될 때까지 침묵하도록 요청하는 것이 중요한데, 첫인상과 반응(유용하고 의미 있는 말)을 사적으로 공유하지 않도록 하기 위함이다. 사실 디브리퍼가 듣지 못한 중요한 말은 흔히 감정에 관한 것이기 때문에, 디브리핑이 전에 이미 사적으로 공유하게 되면 공적인 반응 단계에서는 쉽게 드러내지 않을 수 있다. 결과적으로 디브리퍼는 중요한 감정이나 위기자원관리 원칙에서 수행 격차와 주로 관련된 정보나 다른 인적 요소에 관한 문제를 놓치게 된다.

즉각적인 디브리핑을 수행할 시간이 없다고 불평하는 것은 실제로 많은 학습기회를 잃을 수 있기 때문에 수용 가능한 변명은 아니며, 나중에 모든 학습자를 재소집하기 위해 디브리핑을 연기하는 것은 실행하기 매우 어려울 수 있다.

경험이 적은 학습자나 경험은 있어도 특정 기술이나 절차에 익숙하지 않은 학습자에게 활용될 수 있는 다른 접근방법으로는 '이벤트 내Within-event' 혹은 '시나리오 내Within-scenario' 디브리핑이 있다. 이 방법은 성찰적 행위와 완전학습을 증진시키는데(Eppich et al, 2015), 이는 **3.4**에서 자세하게 다루고자 한다.

특수한 경우에는 특수한 디브리핑 접근방법을 적용해야 하는데, 대규모의 대형재난사고 시뮬레이션의 경우, 다양한 이해관계자나 참여자가 포함된 일련의 디브리핑이 이루어진다. 이 경우에는 다양한 기관으로부터의 디브리핑 보고가 핵심인물과 함께 전반적인 디브리핑을 진행하는 주요 이해관계자에게 전달될 때까지 상당히 장기간에 걸쳐 이루어질 수 있다. 핵심인물은 채택해야 할 시정조치를 위해 관련 디브리핑의 핵심적인 사항을 자신의 조직 내에 전달할 수 있는 사람이다. 이는 직원 훈련, 주요 사건 대응 계획의 변화 또는 몇몇 사례만을 위한 새로운 장비의 구입을 포함한다.

1.5.3 디브리핑 장소

디브리핑은 실습이 이루어진 장소가 아닌 다른 장소에서 시행하는 것이 바람직하다. 이는 환자를 돌보는 장소에서 시나리오 참여자로서의 역할과 시뮬레이션 사건과 자신의 수행을 반추하는 2가지 역할을 분리시키도록 촉진한다. 이렇게 디브리핑 장소를 구분하는 것은 더 편안한 환경을 제공한다. 역할 벗어나기Derolling는 시뮬레이션 기반 교육에서 흔히 평가절하되었는데(Stafford, 2005), 시뮬레이션 중에 입고 있던 특정 복장(가운, 외투, 수술복 등)을 디브리핑 시작 전에 벗음으로써 부분적으로 실행될 수 있다. 만약 수술가운을 벗고 옷을 갈아입기 위해 화장실로 가야 하는 경우라면 참여자가 복장을 입은 상태에서 가능한 한 빨리 디브리핑을 시작하는 것이 더 좋다. 참여자가 디브리핑 전에 탈의하도록 하는 것은 디브리핑의 반응 단계 전에 서로 얘기할 수 있는 기회를 줄 수 있기 때문에 문제가 될 수 있다. 이는 **1.5.2**에서 논의된 바와 같이 반응 단계에 부정적인 영향을 미치게 될 가능성이 있다. 디브리핑을 위해 참여자와 촉진자가 권위적인 지위를 배제하고 모두를 관찰할 수 있도록 편안하게 원형으로 둘러앉는다(Mitchell et al, 2003). 어떤 센터에서는 모두가 둘러앉을 수 있는 원형 테이블에 다과를 제공하여 참여자와 관찰자가 편안함을 느끼도록 한다. 비록 이것이 어떤 보상의 형태는 아니지만, 편안한 디브리핑 분위기 조성을 위해 토의 중에 다과나 음료를 먹을 수 있도록 허락하기도 한다. 만약 다과나 음료가 다른 장소에서 제공되는 경우에는 디브리핑 과정을 지연시키고, 디브리핑의 반응 단계에 방해가 되는 부차적인 토의가 이루어질 수 있음을 기억해야 한다.

이러한 환경 제공이 불가능하다면, 디브리핑은 학습자에게 제공될 수 있는 가장 적절한 환경에서 시뮬레이션이 끝나는 즉시 이루어져야 한다. 특히 이 부분에 대한 연구가 더 필요하지만, 물리적인 환경은 인지적 부담에 영향을 미치고 학습과 수행에 있어서 결정적인 요소이다(Choi et al, 2014). 상태가 좋든 나쁘든 간에(시나리오 종료 시의 건강상태라는 의미에서) 환자 시뮬레이터(또는 모의 또는 표준화 환자)와 함께 대형 포스터, 큰 창문, 주위 소음 그리고 시뮬레이션 환경 그 자체와 같이 주의를 산만하게 하는 요소를 제거해야 한다. 디브리핑은 시뮬레이션이 시행되었던 장소보다는 중립적인 환경에서 하는 것이 다음과 같은 이유로 더 바람직하다.

- 참여자는 환자와 장비를 계속 보기 때문에 디브리핑에 온전히 집중하기 어려울 수 있다.
- 현재의 디브리핑 이후에 다음 시나리오를 바로 준비하는 데 지연될 수 있다.
- 디브리핑이 진행되는 동안 환경을 말끔히 치우는 사람은 학습자를 불편하게 만들어 낙심하게 만든다.
- 모든 사람이 서 있게 되어 편안하지 않다.

일반적으로 만약 누군가 디브리핑 진행과정을 사진으로 촬영한다면, 좌석배치만으로는 누가 실제로 디브리핑을 촉진하고 있는지 알 수 없다. 이는 모두가 교수자를 향하고 있는 교실 환경보다는 동등한 수준의 좌석을 선호한다는 것을 의미한다. 흔히 교수자의 서 있는 위치는 권위나 우위를 차지하는 지위를 나타내게 되는데, 이는 교수 중심의 교육방식의 특성이며 학습자에게 위협적일 수 있다.

1.6 디브리퍼와 공동-디브리퍼

디브리핑을 포함하여 팀을 촉진하는 모든 시뮬레이션 세션에서 시뮬레이션에 대한 준비와 기술이 녹아든 시뮬레이션의 중요성은 Lambton과 Prion(2009)의 논문에서 강조되었고, 시뮬레이션 촉진자Facilitator의 주요 자질은 시뮬레이션 표준에 관한 논문(Boese et al, 2013)에서 더욱 강조되었다. 이상적으로 시뮬레이션 촉진자는 교육적, 임상적 및 기술적 전문성뿐만 아니라 다가가기 쉽고 소통을 용이하게 하는 인간적인 자질을 갖출 필요가 있다. '디브리핑 예술The art of debriefing'은 디브리퍼 개인의 의사소통 기술에 달려 있다. 만약 의사소통 기술이 너무 거칠거나, 무례하거나, 참여자에게 불쾌하거나 권위적으로 인식되면 디브리핑은 역효과를 가져온다. 이는 빈약한 임상 또는 전문적 훈련, 의사결정, 판단이나 팀워크를 강화시킨다는 면에서 부정적인 학습경험이 될 수 있다. 이러한 의사소통 기술은 참여자가 방어적인 자세를 갖게 되어 관계를 맺기 어렵게 하고 더 이상의 어떤 논평이나 피드백도 부정하게 될 수 있다는 위험이 있다. 이는 참여자가 불쾌하지 않도록 의사소통 기술을 적절하게 사용하는 것이 매우 중요함을 강조하고 있다.

위에서 언급한 위험을 피하기 위하여, 디브리퍼는 전통적인 교육환경과 달리 스스로 공동 학습자가 되어야 한다(Cho, 2015). 즉 그들 앞에, 그들보다 높은 위치에 앉거나 서 있기보다 그들 사이에 앉아 강의가 아닌 설명하는 방식으로 디브리핑을 촉진해야 한다. 촉진Facilitation의 개념은 교육학과 심리학에서 유래하였으며, 그룹 구성원 중 한 명인 촉진자(여기서는 디브리퍼)는 다른 사람이 이슈를 분석, 종합 및 평가하고 추론하고 학습한 교훈을 미래의 상황에 적용하도록 돕기 위해 개방형 질문, 긍정적 강화, 인지적 지원, 시청각 능력을 활용한다(Fanning & Gaba, 2007). 디브리퍼는 디브리핑 과정을 촉진할 수 있도록 훈련되어야 하고 학습자를 지적이고, 능력 있고, 최선을 다하며, 개선되기를 바라는 학습자이자 배움에 개방적인 개인으로 간주해야 한다(Kolbe et al, 2015). 디브리퍼가 임상영역에서는 더 전문가일 수 있지만, 참여자의 수행과 관련해서는 팀 역동의 탐색에 더 강조를 두어야 한다. 이러한 상황에서는 일반적으로 다른 전문성이나 선호도를 가진 공동-디브리퍼가 매우 유용한 방법이 될 수 있다(Cheng et al, 2015b).

디브리퍼와 공동-디브리퍼가 함께 참여하는 것은 시나리오에 관련된 최소 두 개의 주요 보건의료 전문직을 대변할 수 있기 때문에 다분야 전문가팀을 디브리핑하는 최상의 방식이다. 공동 진행과 그 방식은 학습자의 일관된 경험(교육적 접근방식, 디브리핑 주제의 범위-기술적 또는 비기술적, 의학 대 간호학 또는 어떤 선택사항)을 보장하고 교수진의 일정관리 문제를 예방하기 위하여 세션의 계획 단계부터 예상 가능해야 한다. 중요한 점은 디브리퍼와 공동-디브리퍼가 서로 간의 비언어적 의사소통을 포함하여 그들이 사용하게 될 기법의 유형, 접근방식과 교육전략에 대해 사전에 동의해야 한다는 것이다. 이는 그들이 동의한 특정 신호로 말할 수 있도록 서로 권한을 부여하는 방법을 제공한다. 이 기법은 디브리퍼가 학습자로부터 얻고자 하는 정보를 전달할 때나 다른 주제로 넘어가기 전에 참여자에게 요점을 설명할 때 서로의 접근을 방해하지 않도

표 1.4 공동-디브리퍼와 공동-디브리핑을 진행하는 잠재적인 장점과 단점

장점	단점
• 디브리퍼는 상호보완적인 디브리핑 유형을 가지고 있어서 활동을 매우 매력적으로 만들 수 있다. • 디브리퍼는 상호보완적인 전문성과 경험을 가지고 있을 수 있다. • 두 명의 디브리퍼가 있으면 디브리핑하는 사례에 대한 부가적인 관점을 가질 수 있다. • 한 디브리퍼에게 디브리핑을 운영하는 중요한 인지적 부담이 주어지기 때문에, 다른 디브리퍼가 참여자나 동료에게 질문하는 것을 잊지 않도록 해 줄 수 있다. • 디브리퍼는 디브리핑이 어렵고 격차를 해소해야 할 필요가 있을 때 서로 지지할 수 있다. • 한 디브리퍼는 학습자 간에 혼동이 계속될 때, 다른 디브리퍼의 의견을 바꾸어 말해 줌으로써 명확성을 제공할 수 있다. • 다른 디브리퍼는 수행 격차가 적절히 좁혀졌는지를 확인하면서, 제시된 의견에 대한 학습자의 이해를 교차 점검할 수 있다. • 제2의 디브리퍼를 디브리핑에 참여하도록 함으로써 새로운 디브리퍼가 관찰이나 감독하의 디브리핑을 통해 경험을 얻을 수 있기 때문에 교수진 개발에 도움이 된다. • 디브리퍼는 특히 학습자가 다분야 전문가 팀일 때 시뮬레이션 기반의 활동에서 두 전문직을 대변할 수 있다. • 한 명의 디브리퍼는 시간의 경과 및 다루었거나 여전히 소개해야 하는 학습목표를 계속 확인할 수 있디.	• 디브리퍼 간에 조정이 잘 되지 않으면 빈약한 학습 상황을 초래할 수 있다. • 두 디브리퍼가 양립할 수 없는 디브리핑 접근방식을 사용할 수 있다. • 공동의 준비가 부족하면 디브리퍼가 조화롭게 활동하지 못하고 소개해야 할 학습목표를 공유하지 못할 수 있다. • 디브리퍼 간의 힘겨루기, 우세, 의견충돌의 가능성이 있다. • 주어진 시간 안에서 다루고 싶은 것에 대한 계획이 없을 때 제시될 수행 격차에 대해 디브리퍼 간에 의견충돌이 있을 수 있다. • 전문직 간의 시뮬레이션-기반 활동을 하는 경우에 개인적인 관심이나 의제 또는 전문적 편견으로 인해 좀 더 가치를 두는 점을 다루기 위하여 디브리퍼 간에 경쟁할 수 있다. • 디브리퍼 중 한 명이 말이 없으면 공동-디브리퍼의 역할을 제대로 하지 못할 수 있다. • 한 디브리퍼가 다른 디브리퍼의 전문성이나 강점이 발휘되도록 허용하지 않을 수 있다. • 디브리퍼는 표현할 기회를 거의 제공하지 않음으로써 서로 간에 또는 학습자를 방해할 수 있다. • 두 디브리퍼가 같은 전문가 집단인 학습자를 대변하고 다른 전문직에서 온 학습자를 소홀히 할 수 있다. • 두 명의 디브리퍼를 활용하는 것은 너무 인적 자원에 집중하는 것으로 인식될 수 있다. • 두 명의 디브리퍼를 활용하면 한 명의 참여자나 두 명의 학습자에 대해서는 너무 많은 교육력이 투입되는 것으로 인식될 수 있다.

록 하기 때문에 유용하다. 디브리핑을 시작하기 전에 시나리오의 교육 목표와 참여자의 수행을 관찰한 지식에 근거하여 무엇이 그 주요 목적이 될 것인지를 결정해야 할 필요가 있다. 이는 그들이 다루어야 할 수행 격차Performance gaps가 무엇인지, 시나리오의 원래 학습목표를 완전히 바꿀 것인지 아니면 단순히 보완만 할 것인지 그리고 그 격차가 디브리핑을 통해 어떻게 가장 잘 제기될 수 있는지를 디브리핑 직전에 신속하게 합의해야 한다는 것을 의미한다.

디브리핑은 신경세포의 연결망처럼 복잡하고 100%의 집중을 필요로 한다. 어떠한 방해에 의해서 디브리핑이 잘못 진행되거나 훼손될 수 있다. 공동-디브리핑 접근방식은 장점이 있지만 여러 가지 어려움도 있을 수 있다는 것을 분명히 보여준다(Cheng et al, 2015b). 디브리핑 공동-촉진Co-facilitation의 예상되는 장점과 단점은 **표 1.4**에 제시되어 있다.

디브리퍼는 세션 중에 발생하는 일은 비밀로 유지될 것이라는 것을 학습자가 신뢰할 수 있도록 긍정적이고, 위협적이지 않으며, 존중하는 학습 분위기를 조성해야 한다. 당근과 채찍Good cop, bad cop의 접근방식은 그야말로 실행하기에 최상의 접근방식은 아니다. 모든 학습자와 촉진자가 공동 학습자로서 같은 눈높이에서 원형으로 앉는 방식을 사용하는 것이 포괄적인 방식에서 이런 활동에 참여하게 하는 올바른 방법이다. 하지만 관찰자와 연계된 참여자의 수가 매우 중요할 수 있기 때문에 최적의 좌석배치가 늘 가능하지는 않다는 것을 인정한다(**1.5.3** 참고). Weimer에 따르면, 지식을 추구하는 데 있어서 교수자의 역할을 단독 리더Sole leader에서 '동료 여행자Fellow traveler'로 재구성하는 것은 중요한 패러다임 전환이다(Cheng et al, 2016b). 이와 유사하게 학습자에 대한 관심을 나타내는 비언어적 제스처와 얼굴표정은 토론과 성찰 학습을 증진하는 데 도움이 되는 반면, 부정적인 제스처와 얼굴표정은 장애요인이 된다. 그런 점에서 디브리퍼 간의 비언어적 의사소통은 중립적이고 신중하게 인식될 수 있도록 사려 깊게 선택되어야 한다.

두 명의 디브리퍼가 공동으로 운영하는 디브리핑의 성공을 증진하기 위하여, Cheng 등(2015a, b)은 공동-디브리핑 체크리스트의 사용을 제안했는데, 도구의 적용은 **3.2**에서 자세히 설명된다. 공동-디브리핑이 포함하고 있는 대부분의 요점이 이 장에서 기술되었는데, 많은 부분은 한 명이 진행하는 디브리핑의 경우에도 적용될 수 있다.

1.7 다양한 디브리핑 모델과 틀

시뮬레이션 후의 교육경험에 관한 토의를 진행하는 다소 구조화된 방식이 개발되어 왔으며, 이런 방식이 점차 다양한 영역에서 흔히 채택되고 관심의 수준이 증가함에 따라 다른 방식도 나타나고 있다.

몇 가지 틀이나 모델이 제안되었고(**1.7.1~1.7.4** 참고), 그 안에서 다른 접근방식이 가능하다. 다른 접근방식보다 어느 한 가지 방식을 사용하도록 권장할 만한 근거는 부족하지만, 특정 방식이 보다 유용하고 효과적일 수 있다는 식으로 일부 안내가 제공되기도 한다(Sawyer et al, 2016a). 하지만 촉진자는 세션의 맥락과 학습목표에 기반하여 자신이 가장 편안하고 학습자에게 가장 유익하다고 느끼는 구성과 접근방식을 선택해야 한다(Sawyer et al, 2016a).

1.7.1 3단계 디브리핑 모델

반응Reactions, 분석Analysis 또는 이해Understanding, 요약/결론Summary/conclusion과 같은 적어도 3단계로 구성된 디브리핑 방식이 구조화된 디브리핑이라고 할 수 있다(Gardner, 2013; Rudolph et al, 2008). 구조화된 접근방식을 사용함으로써 학습자에게 디브리핑 과정에 대한 명확성을 제공하고 또한 보다 나은 성찰Reflection과 완전한 이해Assimilation를 증진시켜 준다(Neill & Wotton, 2011).

구조화된 디브리핑은 5단계 과정으로 보이도록 도입 단계와 종결 단계가 있어야 하고(Rudolph et al, 2008), 가능한 한 모의 상황Simulated event에 바로 이어서 시행한다(Waxman, 2010). 디브리핑은 특별히 정해진 시간은 없는데, 일련의 목표를 모두 다루고 수행 격차를 좁힐 수 있을 만큼 진행되어야 한다. 진행시간은 채택된 디브리핑 방식에 달려 있는데, 이는 결국 시뮬레이션 활동 유형 및 참여하는 학습자와 연계되어 있다. 그러므로 디브리핑은 어느 정도의 유연성이 요구된다(Decker et al, 2013). 시나리오의 복잡성과 참여하는 전문가의 수에 따라 다르지만, 디브리핑은 일반적으로 20~45분이 소요되는데(Der Sahakian et al, 2015; Donoghue et al, 2011), 이는 실제적인 실습이나 시뮬레이션 경험 시간의 2배 정도(Levett-Jones & Lapkin, 2014) 또는 최소한 학습자가 참여하는 실제 시나리오 시간과 비슷하다(Jeffries & Rizzolo, 2006; Waxman, 2010).

1.7.2 다른 디브리핑 모델

추천된 3단계 모델 외에도, 주요 3단계를 포함하는 다른 모델이 발표되었다. 이 모델은 요약 다음에 핵심메시지 단계를 추가한 RUST(반응, 이해, 요약, 핵심메시지)(Karlsen, 2013)(그림 1.2), GAS(수집, 분석, 요약)(Cheng et al, 2012; Phrampus & O'Donnell, 2013), 3-D 디브리핑 모델(완화, 발견, 심화)(Zigmont et al, 2011), 다이아몬드 모델(기술, 분석, 유사한 상황에의 적용)(Jaye et al, 2015) 그리고 3-R 디브리핑 모델(검토, 반응, 상기)(Thompson, 2004)(그림 1.3)을 포함하고 있다.

GAS 디브리핑 모델은 시뮬레이션 후의 디브리핑을 위한 '구조적이고 지원적인' 방식으로 기술된다(Phrampus & O'Donnell, 2013). GAS에 대한 설명은 영상물로 발간되어 온라인을 통해 이용 가능한데(Wang et al, 2011), 디브리퍼가 시나리오 참여자의 말을 적극적으로 경청하고 필요 시 추가정보를 얻기 위해 명료화 질문을 던지며(수집Gathering 단계), 무엇이 공유되었는지를 해석하고(분석Analysis 단계), 학습자로 하여금 학습요점을 요약하게 한다(요약Summarizing 단계)(Blazeck et al, 2016;

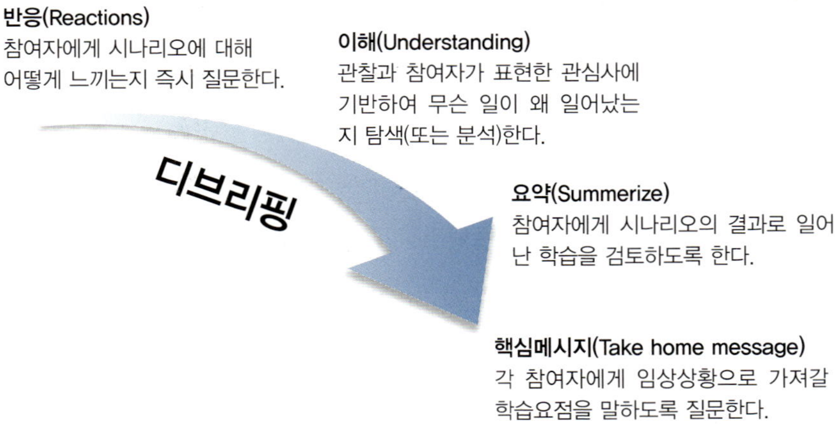

그림 1.2 디브리핑 중 Karlsen(2013)의 RUST 모델 활용

3단계 디브리핑 모델 (2.1 그림 6)	도입	반응	분석	요약	종결 또는 결론
RUST (Karlsen, 2013) (그림 2)	도입	반응	이해	요약	핵심 메시지
GAS (Phrampus & O'Donnell, 2013)		수집	분석	요약	
3-D (Zigmont et al, 2011)	도입 또는 사전 브리핑	완화	발견	심화	학습한 교훈 요약
다이아몬드 (Jaye et al, 2015)		기술	분석	유사한 상황에의 적용	
3-R (Thompson, 2004)		검토	반응	상기	

그림 1.3 다양한 디브리핑 모델 간의 유사성

Cheng et al, 2012).

또한 이 모델은 '완화Defuse—발견Discover—심화Deepen'로 대표되는 3-D 디브리핑 모델(Zigmont et al, 2011)과 방향이 같다. 실제 또는 시뮬레이션 상황 이후에 학습자가 그 경험으로부터 배울 수 있도록 격려하는 데 적용될 수 있다. 이전에 제시된 다른 모델과 유사하게 이 모델은 중요한 단계가 학습과정의 앞 또는 뒤에 온다.

디브리핑을 위한 다이아몬드 모델은 2015년에 처음 발표되었다(Jaye et al, 2015). 이 모델은 전환 단계에 의해 구분되는 3단계를 포함하고 있는데, 1단계 기술Description은 시나리오 목표와 그러한 상황에 대해 기대되는 관리를 밝히는 전환 단계이고, 2단계 분석Analysis은 요약을 위한 전환 단계이며, 3단계는 다른 유사한 상황에의 적용이다. 이 모델은 참여자에게 일반적으로 디브리핑 시작 단계에서 "그래서 무슨 일이 일어났나요?", 분석과정에서 "어떻게 느꼈나요?"와 같은 질문을 하지만, 정확하게 반응 단계를 포함하고 있지는 않다.

3-R 디브리핑 모델은 국제 위기상황 스트레스 재단International Critical Incident Stress Foundation에서 유래하였다(ICISF, 2017; Thompson, 2004). '검토Review' 단계는 "어떤 일이 있었나요?", "당신이 한 일에 대해 어떻게 생각하나요?", "무엇이 부적절했나요?"와 같은 질문을 포함하고 있다. '반응Response' 단계는 팀원으로 하여금 자기인식에 대한 언급이나 자신의 수행에 대해 가질 수 있는 어떤 염려를 이끌어내는 데 목적을 두고 있다. '상기Remind' 단계는 팀원에게 해야 할 일을 기억하도록 격려한다(Thompson, 2004).

1.7.3 다단계 디브리핑 모델과 틀

Mitchell 모델, 4 Es, GREAT, TeamGAINS, DEBRIEF, LEARN과 DML과 같은 여러 다단계 디브리핑 모델과 틀이 개발되었다(**2.4** 참고).

Jeffrey Mitchell은 중대사건과 관련된 스트레스를 감소시킬 목적으로 1993년에 위기상황 스트레스 디브리핑 모델Critical incident stress debriefing model을 발표하였다(Mitchell & Everly, 1993). 이 모델은 도입Introduction, 사실Facts, 사고Thoughts, 반응Reaction, 증상Symptoms, 교육Teaching과 재등록Re-entry의 독립적인 7단계를 포함한다. 이 모델은 임상의 디브리핑을 위해 설계된 것이지만, 감정과 증상에 초점을 둔 시뮬레이션의 디브리핑에도 적용할 수 있는 필수 단계를 포함하고 있다.

질문에 기반을 둔 모든 디브리핑 방식과 관련하여, Mort와 Donahue(2004)는 디브리핑은 각 요점을 이야기할 때 토의형태로 4가지 E, 사건Events, 감정Emotions, 공감Empathy, 설명Explanations을 포함해야 한다고 제안하였다. 이는 시나리오 기반의 학습상황에서 핵심요소인데, 이것을 설명함으로써 무엇이 일어났는지에 대한 학습자와 촉진자의 보다 나은 이해를 이끌어내는 데 도움을 주기 때문이다. 촉진자는 학생들의 사고와 감정이 정당한 것임을 인정하고 심리적으로 안전하지만 매력적인 학습환경을 조성하고 유지함으로써 학생들에게 공감을 나타내야 한다.

디브리핑을 어떻게 수행하는지 자세하게 언급하지는 않았지만, Owen과 Follows(2006)는 임상 시뮬레이션 세션에서 촉진자가 다음과 같은 사항을 격려하도록 하는 디브리핑 체크리스트로 기억하기 쉽게 'GREAT'를 제안하였다.

- 시나리오의 관리와 관련된 최신의, 최상의 근거인 '지침Guidelines'을 참조한다.
- 지침이 없을 때는 발간된 리뷰의 '권고안Recommendations'을 활용한다.
- 핵심 '사건Events'을 확인하기 위하여 학습자에게 시뮬레이션에 대해 생각할 시간을 제공한다.
- 학습자가 시뮬레이션 경험과 자신의 수행을 상세히 '분석Analysis'하도록 돕는다.
- 학습자가 배운 어떤 것을 임상실무에 '전이Transfer' 또는 적용할 수 있을 것인지를 확인하도록 돕는다.

디브리핑의 요약에서 사용될 수 있는 마지막 글자를 제외하면, GREAT는 직접적인 실행을 위한 순서대로 제시되어 있지 않다. 오히려 촉진자는 시나리오의 다른 부분이 분석됨에 따라 여러 요소 사이를 왔다 갔다 해야 한다. 처음 두 요소는 촉진자 측의 사전 준비, 잘 개발된 최신의 시나리오와 즉시 활용 가능한 정보를 필요로 한다. 마지막 세 글자는 학습자로 하여금 학습경험과 향후 임상실무에서의 적용에 대해 생각할 것을 요구한다.

TeamsGAINS를 활용함으로써, 촉진자는 순차적인 6단계를 통해 디브리핑 대화를 안내할 수 있다.

- 1단계: 참여자의 반응
- 2단계: 시나리오의 임상적 요소에 대한 디브리핑
- 3단계: 시뮬레이션을 현실로 이동
- 4단계: 행위적인 기술 및 임상결과와의 관련성에 대한 토의
- 5단계: 학습경험의 요약
- 6단계: 필요 시 감독하에 임상기술 실습(Kolbe et al, 2013)

TeamGAINS는 안내하의 팀 자기-교정Guided team self-correction, 옹호-질문 기법Advocacy-Inquiry, 체계적-구성주의aNd Systemic-constructivist(GAINS)를 포함하여 시뮬레이션 팀을 디브리핑하는 몇 가지 접근법을 통합하고 있다(Sawyer et al, 2016a).

DEBRIEF 틀은 보건의료 시뮬레이션에 적용할 때, 미 육군이 사용한 사후행동검토After action review 방식의 단계를 기억하도록 돕기 위해 머

리글자를 따온 것에서 유래한다. 이 7단계의 틀은 디브리핑의 규칙을 정의하고Defining, 학습목표를 설명하고Explaining, 수행을 벤치마킹하고Benchmarking, 시뮬레이션 동안 기대되는 행위를 검토하고Reviewing, 무엇이 일어났는지 확인하며Identifying, 그들이 왜 그런 식으로 행동했는지 조사하고Examining, 배운 것을 형식화하는 것Formalise을 포함한다(Sawyer & Deering, 2013). 이 방식은 학습목표를 명확히 제시하고, 분명한 수행기준이 있고, 시뮬레이션 교수자/촉진자가 시뮬레이션 중에 무엇이 일어나기를 기대하는지에 대해 명확히 밝힌다는 점에서 독특하다(Sawyer & Deering, 2013).

LEARN 틀은 교육자가 효과적인 시뮬레이션 기반 교육의 피드백 세션을 구조화하도록 돕기 위해 Sigalet에 의해 개발되었다. LEARN 틀에는 다음과 같은 요소가 제시되어 있다.

- L(학습목표Learning objectives): 교육자는 관찰한 수행 격차를 밝히는 차원에서 학습목표를 다시 살펴볼 필요가 있다.
- E(감정Emotions): 교육자는 학습자에게 시뮬레이션과 관련된 어떠한 감정이라도 표현하도록 요청해야 한다.
- A와 R(행동과 성찰Actions and Reflection): 다양한 접근방식(지시적 피드백, 플러스/델타, 옹호-질문 기법)이 사용된다.
- N(다음 단계Next step): 이 단계로 세션은 종료된다. 이 시간에 촉진자는 학습자로 하여금 세션에서 배우고 다음에 수행하고 싶은 한 가지를 제시하도록 질문한다(Sigalet, 2017).

DML(유의미 학습을 위한 디브리핑Debriefing for meaningful learning) 모델(**2.4** 참고)은 디브리핑을 위해 6단계를 활용한다. 반복적이지만 일관성 있게 안내를 받아 이루어지는 성찰Guided reflection 과정인 참여Engage, 탐색Explore, 설명Explain, 정련Elaborate, 평가Evaluate 및 확장Extend(Dreifuerst, 2015)의 6단계이다. 이는 임상적 판단과 임상추론 기술의 개발을 증진하기 위한 특정 질문과 연관되어 있으며, 간호학생들에게 활용되어 왔다(Dreifuerst, 2010).

1.7.4 PEARLS 틀

Eppich와 Cheng(2015)에 의해 제안된 PEARLSPromoting Excellence And Reflective Learning in Simulation 틀은 3단계 모델에서 유래하여, '반응(또는 수집)' 단계와 '분석' 단계 사이에 4번째 '기술' 단계가 추가되었다. 이 틀은 다루어야 할 내용(기술적/인지적/행위적), 이용 가능한 시간 그리고 참여자의 행동 이유를 명확히 하거나 탐색할 필요가 있을 경우, 그 상황에 맞게 교육전략을 선택하도록 유연성을 제공한다. 달리 말하면, PEARLS 틀은 혼합된 디브리핑 방식을 증진함으로써 디브리퍼는 시나리오의 다양한 학습요점을 토의하기 위하여 자주 사용되는 몇 가지 전략을 적용할 수 있다. 단순화된 PEARLS 틀이 그림 **1.4**에 제시되어 있는데, 위에서 언급한 요인에 따라 추천된 디브리핑 전략을 활용하여 각 학습목표를 설명할 기회를 명확히 나타내고 있다. 학습자의 자기평가Self-assessment는 플러스/델타 과정을 통해 이루어질 수 있으며, 촉진된 토의Facilitated discussion는 보통 옹호-질문 기법의 과정을 활용하는데, 이는 사전 반응과 기술 단계에 의해 잘 보완되고 뒤에 요약이 이루어지기 때문이다.

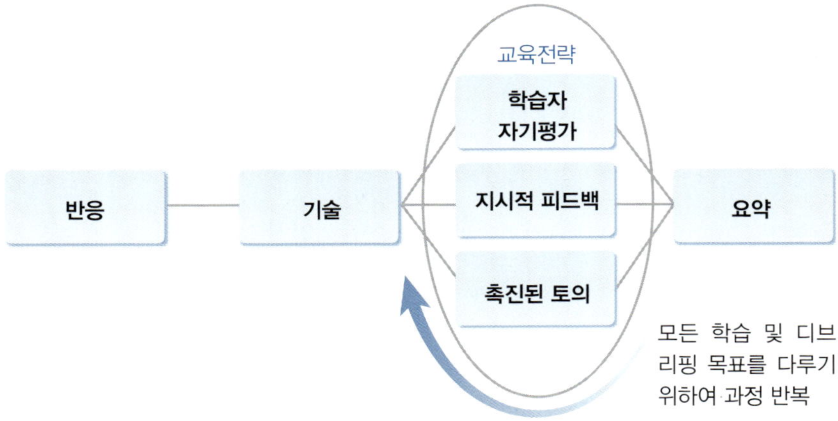

그림 1.4 Eppich와 Cheng(2015)의 PEARLS 디브리핑 모델에 대한 간략한 묘사

1.8 다양한 디브리핑 접근방식과 의사소통 전략

때로 지시적 피드백을 포함하여, 적절할 때는 같은 시뮬레이션 후 디브리핑 단계 안에서 다른 접근방식을 채택하는 경향이 있다. 단독으로 사용되면 그 자체가 디브리핑은 아니지만, PEARLS 틀과 같은 전반적인 디브리핑 과정에서 때로 다른 의사소통 방식이 함께 포함될 수 있다(Cheng et al, 2016a)(그림 1.4). 여기서의 요점은 시뮬레이션, 참여자의 행동, 시간 배정 및 좁혀야 할 수행 격차에의 적응이다.

경험적 학습상황 후에 이용 가능한 다양한 의사소통 접근방법 중(Cheng et al, 2014; Dismukes et al, 2006; Monash University, 2015; Sawyer et al, 2016b), 구조적으로 다양하고 최근 문헌에서 보건의료 시뮬레이션 실습 시의 유력한 교육수행 검토 방식으로 나타난 4가지를 선정하였다.

- 지시적 피드백
- 플러스/델타
- 사후행동검토
- 옹호-질문 기반의 촉진

1.8.1 지시적 피드백

디브리핑이 양방향적이고 상호작용적인 토의인 반면에 피드백은 그야말로 촉진자가 학습자에게 그들의 행위에 대하여 일방향적으로 의사소통하는 방식이다(Sawyer et al, 2016a).

종종 혼용되기는 하지만(Ker & Bradley 2014; Meakim et al, 2013), 피드백은 실제로 디브리핑의 유사어가 아니라 일방향적인 정보전달과정이다(Brinko, 1993; Telio et al, 2015). 보건의료 시뮬레이션 사전은 피드백을 관찰된 활동 중의 수행이나 그 결과에 기반하여 "정보가 학습자에게 전달되는 행위"로 정의하고 있다(Lopreiato, 2016). 피드백은 그 자체가 디브리핑 방식이라기보다는 학습자 측면에서 심층적인 성찰이 필요하지 않은 학습목표를 다루는 시간을 절약할 필요가 있을 때 가끔 사용되는 의사소통 전략이다(Cheng et al, 2016a). 만약 디브리핑 세션 중에 피드백 방식만을 사용한다면, 촉진자는 교수자의 역할을 하게 된다. 지시적 피드백Directive feedback은 시뮬레이션 후 학습자에게 결과 중심의, 교훈적인, 교수자 주도의 보고가 이루어진다. 이는 행동, 사건 또는 과정에 대한 사정에 기반하여 학습자에게 교정 정보Corrective information를 적극적으로 전달하는 것이다(Archer, 2010; Hatala et al, 2014; Lefroy et al, 2015). 이 경우에 촉진자보다는 교수자처럼 행동하는 디브리퍼는 수행 격차를 좁히고 학습자가 수행을 향상시킬 수 있도록 향후 경험을 위한 해결책을 제시한다. 상호작용이 적고 학습자는 주로 정보를 받는 입장에서 행동하기 때문에 좀 더 수동적이다. 이 접근방식은 시간 문제가 있을 때(매우 신속한 디브리핑) 그리고 수행 격차가 개념보다는 실제적인 전문적 기술이나 지식을 다룰 때 흥미롭다.

지시적이고 건설적인 전문가 피드백의 장점은 신속하게 수행 격차를 좁히거나 최소한 강조하는 것이다. 논평의 이유가 분명하고 토의가 불필요할 때 특히 사용될 수 있다(Cheng et al, 2015a; Eppich & Cheng 2015). 이러한 접근방식의 또 다른 예는 각 학습자에게 피드백을 제공할 시간이 매우 짧을 경우 스테이션Station에서 이루어지는 OSCE이다(Alinier, 2003).

그럼에도 불구하고 지시적 피드백은 몇 가지 단점을 가지고 있다. (1) 반드시 행동의 의도(정신적인 틀)를 탐색하지는 않기 때문에 부정확할 수 있다. (2) 특히 교수자가 권위적인 태도를 가지고 있다면 판단적인 디브리핑이 될 위험이 있다. (3) 교수자 주도로 이루어지기 때문에 학습자를 정보를 받는 사람 이상으로 참여시키지 않는다. (4) 토의를 짧게 하고 종종 많은 토론을 허용하지 않는다(Cheng et al, 2015a). 만약 신중하게 구성하지 않으면, 이는 학습자에게 부정적인 정서적 영향을 줄 수 있다(Lefroy et al, 2015). 학습자의 심리적 안전 또한 지시적 피드백을 제공할 때 신중하게 고려해야 할 측면이다. 대부분의 교육자는 샌드위치 피드백 방식에 익숙하여, 부정적인 사항이나 비판 앞뒤에 긍정적인 논평을 한다. 칭찬이 일반적으로 학습자의 자신감을 유지하는 데 도움을 주기는 하지만, 실제로 미래의 수행을 향상시키는 것은 아니다(Parkes et al, 2013). 다른 몇 가지 피드백과 관련한 예시를 제공하면서, Kurtz 등(2016), Cantillon과 Sargeant(2008), Pendleton 등(2003)은 좀 더 학습자 중심의, 흔히 사용되는 디브리핑 방식과 매우 유사하게 권고안을 만드는 과정에 학습자를 참여시키는 약간 다른 접근방식을 지지한다.

지시적 피드백은 학습자의 행동이나 사고의 이유를 밝히지 않고 디브리핑 과정의 일부로 활용되기 때문에 디브리핑의 불완전한 형태라고 할 수 있다. 디브리핑은 촉진된 토의를 증진하는 성찰적 사고를 통하여, 피드백의 목표를 성취할 의도가 있고 학습자의 심리적 틀을 명확히 하도록 돕는데, 바라건대 수행과 지식의 격차를 좁히는 관점에서 좀 더 효과적인 교정과정이다.

1.8.2 플러스/델타

플러스/델타 디브리핑은 과정에 초점을 둔 학습자 중심의 디브리핑 방식으로, 보통 촉진자의 안내를 받는다(Fanning & Gaba, 2007). 참여자에게 "이 시나리오에서 무엇을 하였나요?"라고 질문하고('플러스'), 모두에게 답변하도록 한다. 모든 답변이 끝난 것처럼 보이면, 촉진자는 "무엇을 향상시킬 수 있었나요?" 또는 "보다 나은 방식으로 무엇을 수행할 수 있을까요?"라고 묻는다('델타')(Klair, 2000).

장점은 다음과 같다. (1) 빠르고 쉬운 디브리핑 방법이다. (2) 학습자 자신의 자기평가를 제공하기 때문에 학습자 주도적이다. (3) 특히 촉진자가 모두에게 한 장의 접착식 메모지에 '플러스'를, 다른 접착식 메모지에는 '델타'를 기록하여 게시판에 붙이도록 요청하면, 매우 짧은 시간 내에 많은 해결책이 제안되어 몇 가지 개선 제안으로 이어질 수 있다. 그러면 모든 사람이 독자적으로 질문에 답함으로써 상황을 매우 풍요롭게 하는 플러스/델타 디브리핑에 도달한다.

단점은 다음과 같다. (1) 긍정적인 점과 부정적인 점을 순서대로 살펴보는 것과 같은 따라야 할 엄격한 규칙이 없다면, 디브리핑 과정에서 방향을 잃어버리기 쉽다. (2) "왜?"라고 질문하지 않기 때문에 행동의 의도를 토의할 기회를 놓칠 수 있다. (3) 엄밀히 따지면, 일반적으로 수행 격차를 좁히는 사람은 촉진자이다(Cheng et al, 2015a; Eppich & Cheng, 2015). 그러므로 학습자의 자기 성찰을 증진하는 것은 아니다.

이 접근방식은 더 잘 수행될 수 있는 요소를 언급하거나 옹호-질문 기법과정을 사용하여 보다 심층적인 방식으로 나중에 탐색되어야 할 토의사항을 구성하기 위하여 사용될 수 있다. 후자와 같은 방식은 플러스/델타/플러스로 불린다(O'Brien et al, 2017).

플러스/델타 방식은 **표 1.2**에 제시된 바와 같이 시나리오 중에 관찰자가 참여자가 칭찬받거나 개선할 필요가 있는 측면을 기록하는 것으로 확장될 수 있다. 이는 관찰자가 적극적인 청중이 되도록 하고, 때로 관찰자 간의 수행 격차를 조사하기 위하여 플러스/델타 기입 양식을 사용하도록 허용한다.

1.8.3 사후행동검토

사후행동검토After Action Review(AAR)는 행동의 의도를 탐색하는 변형된 플러스/델타 디브리핑 방식이다. 이것은 수십 년 동안 군대에서 널리 사용되어 왔다. 또한 사후행동검토는 촉진자에 의해 진행되는 과정에 초점을 둔 학습자 주도의 피드백이다(Sawyer & Deering, 2013). 처음에 2

가지 질문에 의해 사실이 드러난다. "무슨 일이 일어나기로 되어 있었나요?" 그리고 "실제 무슨 일이 일어났나요?"이다. 이는 학습자로 하여금 델타의 중요성을 깨닫도록 해 준다. 다음에 촉진자는 그룹에게 2가지 질문으로 토의를 시작한다. "왜 차이가 있었나요?" 그리고 "이로부터 우리는 무엇을 배울 수 있나요?", 시뮬레이션 환경에서 마지막 질문은 "무엇이 잘 되었는지, 무엇이 잘 되지 않았는지 그리고 실제로 유사한 환경에 접한다면 무엇을 다르게 할 것인지를 그룹과 함께 검토함으로써 학습을 구체화하는 것"으로 제시될 수 있다(Sawyer & Deering, 2013). 이러한 접근은 의견을 공유하고, 개별적이 아닌 공동으로 표현되는 행위의 의도를 탐색할 수 있도록 해 준다. 마지막 질문은 특정 수행 격차가 완전히 확인, 탐색 또는 설명되지 않았다 할지라도 개선사항을 모색한다.

장점은 다음과 같다. (1) 학습자 주도의 디브리핑 기법이다. (2) 토의는 매우 상호적일 수 있다. (3) 몇 가지 방식으로 행위의 의도를 탐색한다. (4) 신속한 개선을 가져온다.

단점은 다음과 같다. (1) 수행 격차가 분명히 언급되지 않고 가정된다. (2) 상황에 대한 팀의 인식을 나타내고 흔히 특정 행위의 의도를 이해하기 위한 개인의 의식구조를 심화시키지 못한다.

1.8.4 옹호-질문 중심의 촉진

옳은 판단 디브리핑Good judgement debriefing은 2006년 하버드 팀에 의해 소개되었다(Rudolph et al, 2006, 2007). 이것은 디브리퍼를 인지적 탐정이 되게 하는 구조화된 디브리핑을 위한 가장 잘 알려진 의사소통 방식 중의 하나이다. 이것은 인지적이고 행위적인 특성과 관련된 참여자의 수행 격차를 발견하기 위한 대화 기법으로 옹호-질문Advocacy-inquiry 기법을 사용한다(Eppich & Cheng, 2015).

Rudolph의 옳은 판단 디브리핑(Rudolph et al, 2006)으로부터 영감을 얻고 옹호-질문 기법을 포함하여 분석 단계에서 지시적 피드백, 플러스/델타, 집중적인 조력Focused facilitation 등 다른 유형의 교육수행 검토 방식을 사용하기 때문에 디브리핑 과정을 안내하는 데 있어서 PEARLS 틀(Eppich & Cheng, 2015)의 일부 요소를 포함하는 디브리핑 틀을 따른다. 표 1.5는 디브리퍼와 학습자의 역할, 무엇에 기반하고 있는지, 장점과 단점 그리고 사용될 수 있는 영역과 관련하여 위에서 기술한 4가지 교육수행 검토 방식을 요약하고 있다.

이전에 기술한 몇 가지 다양한 디브리핑 모델과 틀 안에서, 일부 의사소통 전략이 지시적 피드백, 플러스/델타, 사후행동검토, 옹호-질문 기법으로 사용될 수 있다.

1.8.5 다른 형식의 피드백

교수자의 역량 안에서 디브리퍼에 의해 특정 시나리오 참여자에게 제공되는 피드백으로 앞에서 제시된 '지시적 피드백' 외에 '자가 피드백', '동료 피드백' 그리고 '자기-디브리핑'의 개념을 소개한다.

자가 피드백Auto-feedback은 질문을 통해 학습자의 성찰을 안내하여, 그들 스스로 피드백을 산출하게 하는 것이다. 교수는 직접적으로 비판이나 칭찬을 하지는 않지만 학습자로 하여금 시나리오 중 무슨 일이 발생했는지 또는 시나리오 중 다른 행동을 했다면 무슨 일이 발생했을 것인지를 이해하도록 돕는 촉진자가 된다. 이는 재치 있게 또는 정중한 태도

표 1.5 4가지 주요 교육수행 검토 방식의 요약

	지시적 피드백	플러스/델타	사후행동검토	옹호-질문
	• 교육자 중심 • 교육자 안내	• 학습자 중심 • 교육자 안내 또는 자기 안내	• 학습자 중심 • 교육자 안내 또는 자기 안내	• 학습자 중심 • 교육자 안내
디브리퍼의 역할	• 안내하고, 교정 정보를 제공하고, 격차를 좁히는 교수자로서의 적극적인 역할	• 질문을 하고 대부분의 격차를 좁힘	• 질문을 함	• 수행된 행동의 이유(틀)를 이해하고자 하며, 질문을 함
학습자의 역할	• 수동적, 상호작용 기회가 거의 또는 전혀 없음	• 대부분의 해결책을 제시하며, 적극적으로 참여함	• 팀으로 대부분의 해결책을 제시하고 대부분의 격차를 좁히며 적극적으로 참여함	• 해결책을 제시하고 모든 격차를 좁히며 매우 적극적으로 참여함
피드백의 기초	• 관찰에 근거하여 전체적인 결과를 설명하기 위함	• 기대했던 일과 일어난 일 간의 차이가 무엇인지를 결정하기 위함	• 기대했던 일과 일어난 일 간에 왜 차이가 있었는지를 결정하기 위함(팀에게)	• 왜 그런 식으로 일어났는지를 결정하기 위함(학습자에게)
장점	• 신속함 • 지식과 기술적 이슈에 적합함	• 빠름 • 적용하기 쉬움 • 학습자 주도 • 많은 해결책의 가능성 • 상호작용적	• 학습자 주도 • 팀의 의도 탐색 • 상호작용적	• 학습자 주도 • 개인의 의도와 틀 탐색 • 매우 상호작용적
단점	• 행동의 의도나 이유에 대한 탐색이 없음 • 판단적이 될 위험이 있음 • 학습자가 배제됨	• 진행하기 어려움 • 행동의 의도에 대한 탐색이 없음	• 수행 격차가 분명히 제시되지 않음 • 학습자의 틀을 심화하지 못함	• 시간이 많이 소요될 수 있음

표 1.5 4가지 주요 교육수행 검토 방식의 요약 (계속)

	지시적 피드백	플러스/델타	사후행동검토	옹호-질문
	• 교육자 중심 • 교육자 안내	• 학습자 중심 • 교육자 안내 또는 자기 안내	• 학습자 중심 • 교육자 안내 또는 자기 안내	• 학습자 중심 • 교육자 안내
단점	• 일방향적 의사소통과정으로 토의가 없음			
사용될 수 있는 상황과 영역	• 시간이 제한된 상황 • 지식과 기술적 이슈를 다루기에 적합한 경우	• 디브리핑에 일부 시간이 배정되고 교수자가 시간을 엄수하여 디브리핑을 종료할 수 있는 경우 • 광범위한 측면(인지적/행위적/기술적)이 제시될 수 있는 경우	• 디브리핑에 일부 시간이 배정되어 교수자가 과정을 적절하게 촉진할 수 있는 경우 • 광범위한 측면(인지적/행위적/기술적)이 제시될 수 있는 경우	• 성찰과정을 통해 참여자를 안내하는 데 시간이 소요될 수 있으므로 디브리핑에 충분한 시간이 배정되는 경우 • 지식/인지적, 행위적 이슈를 우선적으로 다루는 경우

로 피드백을 제공하지 못하거나 오히려 부정확하기 쉬운 동료 피드백보다는 안전한 접근방식이다(Davis et al, 2006).

동료 피드백Peer feedback은 명확한 상호존중의 규칙이 수립된 이후에 활용 가능하고, 교수자는 피드백이 피드백을 받는 학습자에게 적대적일 경우, 언제라도 세션을 다시 통제할 준비를 하고 있어야 한다. 이 과정에 의미 있게 참여하기 위하여 학습자는 어느 정도의 임상경험과 이해를 갖추어야 한다. 동료 피드백은 또한 지시적 피드백의 한 형태일 수 있다.

그러나 자기-디브리핑Self-debriefing은 초기 오리엔테이션 외에는 촉진자가 과정에 필요하지 않기 때문에 완전히 다른 접근방식이다(Boet et al, 2011). 이는 효과적이고 독립적으로 성찰학습과정에 참여할 수 있도록 학습자 측의 성숙과 훈련을 필요로 한다. RSF 또는 '반성적 시뮬레이션 틀Reflective simulation framework(Jones & Alinier, 2015)'에서 제안한 것과 같이 시각적 보조 자료는 자기-디브리핑 과정을 이끄는 데 어느 정도 수준까지 도움을 줄 수 있다. 마취과 의사의 비기술적 술기Anaesthetists' Non-technical skills(ANTS) 척도 또한 자기-디브리핑 과정에서 학습자를 안내하는 데 사용되어 왔으며(Boet et al, 2011), 자신의 시나리오 수행 영상을 되돌려보는 능력을 가진 학습자에 의해 자기-디브리핑이 이용되어 왔다(Isaranuwatchai et al, 2016). 어느 경우이든, 현재까지의 연구는 자기-디브리핑이 고려할 가치가 있는 비기술적 술기를 위한 효과적인 접근방식임을 보여주고 있다(Boet et al, 2011; Isaranuwatchai et al, 2016).

참고문헌

Alinier G (2003) Nursing students' and lecturers' perspectives of objective structured clinical examination incorporating simulation. Nurse Educ Today 23(6):419–426. Retrieved from http://www.ncbi.nlm.nih.gov/entrez/query.fcgi?cmd=Retrieve&db=PubMed&dopt=Citation&list_uids=12900190

Alinier G (2007) A typology of educationally focused medical simulation tools. Med Teach 29(8):e243–e250. Retrieved from http://www.ncbi.nlm.nih.gov/entrez/query.fcgi?cmd=Retrieve&db=PubMed&dopt=Citation&list_uids=18236268

Alinier G (2011) Developing high–fidelity health care simulation scenarios: a guide for educators and professionals. Simul Gaming 42(1):9–26

Angelo TA, Cross KP (1993) Classroom assessment techniques: a handbook for college teachers. Jossey–Bass, San Francisco

Arafeh JM, Hansen SS, Nichols A (2010) Debriefing in simulated–based learning: facilitating a reflective discussion. J Perinat Neonatal Nurs 24(4):302–309

Archer JC (2010) State of the science in health professional education: effective feedback. Med Educ 44(1):101–108

Blazeck AM, Katrancha E, Drahnak D, Sowko LA, Faett B (2016) Using interactive video–based teaching to improve nursing students' ability to provide patient–centered discharge teaching. J Nurs Educ 55(5):296–299

Boese T, Cato M, Gonzalez L, Jones A, Kennedy K, Reese C et al (2013) Standards of best practice: simulation standard V: facilitator. Clin Simul Nurs 9(6):S22–S25

Boet S, Bould MD, Bruppacher HR, Desjardins F, Chandra DB, Naik VN (2011) Looking in the mirror: self–debriefing versus instructor debriefing for simulated crises. Crit Care Med 39(6):1377–1381

Boet S, Bould MD, Fung L, Qosa H, Perrier L, Tavares W et al (2014) Transfer of learning and patient outcome in simulated crisis resource management: a systematic review. Can J Anesth 61(6):571–582

Brinko KT (1993) The practice of giving feedback to improve teaching: what is effective? J High Educ 64(5):574–593

Burbach B, Barnason S, Thompson SA (2015) Using "think aloud" to capture clinical reasoning during patient simulation. Int J Nurs Educ Scholarsh 12(1):1–7

Cantillon P, Sargeant J (2008) Giving feedback in clinical settings. BMJ 337(nov10_2): a1961–a1961

Carayon P (2011) Handbook of human factors and ergonomics in health care and patient safety. CRC Press, Boca Raton, FL

Chabris C (2017) The invisible Gorilla, and other critical everyday cognitive limitations. Paper presented at the International Pediatric Simulation Symposia and Workshop (IPSSW), 1–3

June 2017, Boston, MA, USA

Cheng A, Rodgers D, van der Jagt É, Eppich W, O'Donnell J (2012) Evolution of the pediatric advanced life support course: enhanced learning with a new debriefing tool and web-based module for pediatric advanced life support instructors*. Pediatr Crit Care Med 13(5):589–595. doi:10.1097/PCC.0b013e3182417709

Cheng A, Eppich W, Grant V, Sherbino J, Zendejas B, Cook DA (2014) Debriefing for technology-enhanced simulation: a systematic review and meta-analysis. Med Educ 48:657–666. doi:10.1111/medu.12432

Cheng A, Grant V, Dieckmann P, Arora S, Robinson T, Eppich W (2015a) Faculty development for simulation programs: five issues for the future of debriefing training. Simul Healthc 10(4):217–222

Cheng A, Palaganas JC, Eppich W, Rudolph J, Robinson T, Grant V (2015b) Co-debriefing for simulation-based education: a primer for facilitators. Simul Healthc 10(2):69–75

Cheng A, Grant V, Robinson T, Catena H, Lachapelle K, Kim J et al (2016a) The Promoting Excellence and Reflective Learning in Simulation (PEARLS) approach to health care debriefing: a faculty development guide. Clin Simul Nurs 12(10):419–428

Cheng A, Morse K, Rudolph J, Arab AA, Runnacles J, Eppich W (2016b) Learner-centered debriefing for health care simulation education: lessons for faculty development. Simul Healthc 11(1):32–40

Cho SJ (2015) Debriefing in pediatrics. Korean J Pediatr 58(2):47–51. doi:10.3345/kjp.2015.58.2.47

Choi H-H, Van Merriënboer JJ, Paas F (2014) Effects of the physical environment on cognitive load and learning: towards a new model of cognitive load. Educ Psychol Rev 26(2):225–244

Clark RC, Nguyen F, Sweller J (2011) Efficiency in learning: evidence-based guidelines to manage cognitive load. Wiley, San Francisco, CA

Davis DA, Mazmanian PE, Fordis M, Van Harrison R, Thorpe KE, Perrier L (2006) Accuracy of physician self-assessment compared with observed measures of competence: a systematic review. JAMA 296(9):1094–1102

Decker S, Fey M, Sideras S, Caballero S, Boese T, Franklin AE et al (2013) Standards of best practice: simulation standard VI: the debriefing process. Clin Simul Nurs 9(6):S26–S29

Der Sahakian G, Alinier G, Savoldelli G, Oriot D, Jaffrelot M, Lecomte F (2015) Setting conditions for productive debriefing. Simul Gaming 46(2):197–208. doi:10.1177/1046878115576105

DeVita MA, Schaefer J, Lutz J, Wang H, Dongilli T (2005) Improving medical emergency team (MET) performance using a novel curriculum and a computerized human patient simulator. Qual Saf Health Care 14(5):326–331. doi:10.1136/qshc.2004.011148

Dieckmann P, Gaba D, Rall M (2007) Deepening the theoretical foundations of patient simulation as social practice. Simul Healthc 2(3):183–193

Dieckmann P, Molin Friis S, Lippert A, Østergaard D (2009) The art and science of debriefing in simulation: ideal and practice. Med Teach 31(7):e287–e294. doi:10.1080/01421590902866218

Dine CJ, Gersh RE, Leary M, Riegel BJ, Bellini LM, Abella BS (2008) Improving cardiopulmonary resuscitation quality and resuscitation training by combining audiovisual feedback and debriefing*. Crit Care Med 36(10):2817–2822

Dismukes RK, Gaba DM, Howard SK (2006) So many roads: facilitated debriefing in healthcare. Simul Healthc 1(1):23–25

Donoghue A, Ventre K, Boulet J, Brett–Fleegler M, Nishisaki A, Overly F et al (2011) Design, implementation, and psychometric analysis of a scoring instrument for simulated pediatric resuscitation: a report from the EXPRESS pediatric investigators. Simul Healthc 6(2):71–77

Dreifuerst KT (2010) Debriefing for meaningful learning: fostering development of clinical reasoning through simulation. Faculty of the University Graduate School in partial fulfillment of the requirements for the degree Doctor of Philosophy in the School of Nursing, Indiana University

Dreifuerst KT (2015) Getting started with debriefing for meaningful learning. Clin Simul Nurs 11(5):268–275

Eppich W, Cheng A (2015) Promoting Excellence and Reflective Learning in Simulation (PEARLS): development and rationale for a blended approach to health care simulation debriefing. Simul Healthc 10(2):106–115. doi:10.1097/sih.0000000000000072

Eppich W, Hunt E, Duval–Arnould J, Siddall V, Cheng A (2015) Structuring feedback and debriefing to achieve mastery learning goals. Acad Med 90(11):1501–1508. doi:10.1097/acm.0000000000000934

Falcone RA, Daugherty M, Schweer L, Patterson M, Brown RL, Garcia VF (2008) Multidisciplinary pediatric trauma team training using high–fidelity trauma simulation. J Pediatr Surg 43(6):1065–1071

Fanning RM, Gaba DM (2007) The role of debriefing in simulation–based learning. Simul Healthc 2(2):115–125

Gaba D, Howard SK, Fish KJ, Smith BE, Sowb Y (2001) Simulation–based training in Anesthesia Crisis Resource Management (ACRM): a decade of experience. Simul Gaming 32(2):175–193

Gardner R (2013) Introduction to debriefing. Semin Perinatol 37:166–174

Hatala R, Cook DA, Zendejas B, Hamstra SJ, Brydges R (2014) Feedback for simulation–based procedural skills training: a meta–analysis and critical narrative synthesis. Adv Health Sci Educ 19(2):251–272

Helmreich RL, Davies JM (1996) 3 Human factors in the operating room: interpersonal determinants of safety, efficiency and morale. Baillière's Clin Anaesthesiol 10(2):277–295

Helmreich RL, Wilhelm JA (1991) Outcomes of crew resource management training. Int J Aviat Psychol 1(4):287–300

Hicks CM, Kiss A, Bandiera GW, Denny CJ (2012) Crisis Resources for Emergency Workers (CREW II): results of a pilot study and simulation–based crisis resource management course for emergency medicine residents. CJEM 14(06):354–362

Howard SK, Gaba DM, Fish KJ, Yang G, Sarnquist FH (1992) Anesthesia crisis resource management training: teaching anesthesiologists to handle critical incidents. Aviat Space Environ Med 63(9):763–770. Retrieved from http://www.ncbi.nlm.nih.gov/entrez/query.fcgi?cmd=Retrieve&db=PubMed&dopt=Citation&list_uids=1524531

ICISF (2017) International critical incident stress foundation. Retrieved from https://www.icisf.org/. Accessed 22 Jun 2017

Isaranuwatchai W, Alam F, Hoch J, Boet S (2016) A cost–effectiveness analysis of self–debriefing versus instructor debriefing for simulated crises in perioperative medicine in Canada. J Educ Eval Health Prof 13:44

Jaye P, Thomas L, Reedy G (2015) 'The Diamond': a structure for simulation debrief. Clin Teach 12(3):171–175

Jeffries PR, Rizzolo MA (2006, 01/01/2012). Designing and implementing models for the innovative use of simulation in teaching nursing care of ill adults and children; A national, multi–site, multi–method study. Retrieved from National League for Nursing report. http://sirc.nln.org/pluginfile.php/165/mod_page/content/8/NLN%20Laerdal%20Research%20Project%202003.pdf. Accessed 22 Jun 2017

Jones I, Alinier G (2015) Supporting students' learning experiences through a pocket size cue card designed around a reflective simulation framework. Clin Simul Nurs 11(7):325–334. doi:10.1016/j.ecns.2015.04.004

Karlsen R (2013) Stable Program. Adaptation of the RUS model. Original work from the Center for Medical Simulation (D.R.), Cambridge, MA, USA.

Ker J, Bradley P (2014) Simulation in medical education. In: Swanwick T (ed) Understanding medical education: evidence, theory and practice, 2nd edn. Wiley, Chichester

Klair M (2000) The mediated debrief of problem flights. In: Dismukes K, Smith G (eds) Facilitation and debriefing in aviation training and operations. Ashgate, Aldershot, p 72, 92

Kolbe M, Weiss M, Grote G, Knauth A, Dambach M, Spahn DR (2013) TeamGAINS: a tool for structured debriefings for simulation–based team trainings. BMJ Qual Saf 22:541–553. doi:10.1136/bmjqs–2012–000917

Kolbe M, Grande B, Spahn DR (2015) Briefing and debriefing during simulation–based training and beyond: content, structure, attitude, and setting. Best Pract Res Clin Anaesthesiol 29:87–96. doi:10.1016/j.bpa.2015.01.002

Kowalewski K–F, Hendrie JD, Schmidt MW, Garrow CR, Bruckner T, Proctor T et al (2017) Development and validation of a sensor–and expert model–based training system for laparoscopic surgery: the iSurgeon. Surg Endosc 31(5):2155–2165

Kriz WC (2008) A systemic–constructivist approach to the facilitation and debriefing of simulations and games. Simul Gaming 41(5):663–680

Kurtz S, Silverman J, Draper J (2016) Teaching and learning communication skills in medicine. CRC Press, Boca Raton, FL

Lambton J, Prion S (2009) The value of simulation in the development of observational skills for clinical microsystems. Clin Simul Nurs 5(4):e137–e143

Lefroy J, Watling C, Teunissen PW, Brand P (2015) Guidelines: the do's, don'ts and don't knows of feedback for clinical education. Perspect Med Educ 4(6):284–299

Leigh GT (2008) High–fidelity patient simulation and nursing students' self–efficacy: a review of the literature. Int J Nurs Educ Sch 5. Retrieved from http://nhs4223612.resolver.library.nhs.uk/linker?template=slinks:redirect&issn=1548–923X&title=International+Journal+of+Nursing+Education+Scholarship&rfr_id=info%3Asid%2Felsevier.com%3AScienceDirect&provider=EBSCOhost&pkgName=c8h&jHome=http%3A%2F%2Fsearch.ebscohost.com%2Fdirect.asp%3Fdb%3Dc8h%26jid%3DYRZ%26scope%3Dsite

Levett–Jones T, Lapkin S (2014) A systematic review of the effectiveness of simulation debriefing in health professional education. Nurse Educ Today 34(6):e58–e63

Lioce L, Meakim CH, Fey MK, Chmil JV, Mariani B, Alinier G (2015) Standards of best practice: simulation standard IX: simulation design. Clin Simul Nurs 11(6):309–315

Lopreiato J (2016) Healthcare simulation dictionary. Rockville, MD, USA: Agency for Healthcare Research and Quality AHRQ Publication No. 16(17)–0043

Mayville ML (2011) Debriefing: the essential step in simulation. Newborn Infant Nurs Rev 11(1):35–39. doi:10.1053/j.nainr.2010.12.012

Meakim C, Boese T, Decker S, Franklin AE, Gloe D, Lioce L et al (2013) Standards of best practice: simulation standard I: terminology. Clin Simul Nurs 6(9):S3–S11

Miller GA (1956) The magical number seven, plus or minus two: some limits on our capacity for processing information. Psychol Rev 63(2):81

Mitchell J, Everly G (1993) Critical incident stress debriefing: an operations manual for the prevention of trauma among emergency service and disaster workers. Chevron, Baltimore, MD

Mitchell AM, Sakraida TJ, Kameg K (2003) Critical incident stress debriefing: implications for best practice. Disaster Manag Response 1(2):46–51

Monash University (2015) Debriefing learners in simulation. Teaching Resource for Rural Clinical Educators–North West Rural Medical Education Unit, September 2015(30):1–4

Morgan P, Tarshis J, LeBlanc V, Cleave–Hogg D, DeSousa S, Haley M et al (2009) Efficacy of high–fidelity simulation debriefing on the performance of practicing anaesthetists in simulated scenarios. Br J Anaesth 103(4):531–537

Mort TC, Donahue SP (2004) Debriefing: the basics. In: Dunn WF (ed) Simulators in critical care and beyond. Society for Critical Care Medicine, Des Plaines, IL, pp 76–83

Motola I, Devine LA, Chung HS, Sullivan JE, Issenberg SB (2013) Simulation in healthcare education: a best evidence practical guide. AMEE Guide No. 82. Med Teach 35(10):e1511–e1530

Neill MA, Wotton K (2011) High-fidelity simulation debriefing in nursing education: a literature review. Clin Simul Nurs 7(5):e161-e168

O'Brien C, Leeman K, Roussin C, Casey D, Grandinetti T, Lindamood K (2017) Using plus-delta-plus human factors debriefing to bridge simulation and clinical environments. Paper presented at the International Pediatric Simulation Symposia and Workshop (IPSSW), 1-3 June 2017, Boston, MA, USA

O'Donnell J, Rodgers D, Lee W, Edelson D, Haag J, Hamilton M et al (2009) Structured and supported debriefing. American Heart Association, Dallas, TX

Owen H, Follows V (2006) GREAT simulation debriefing. Med Educ 40(5):488-489. doi:10.1111/j.1365-2929.2006.02421.x Page-Cutrara K (2014) Use of prebriefing in nursing simulation: a literature review. J Nurs Edu 53(3):136-141. doi:10.3928/01484834-20140211-07

Parkes J, Abercrombie S, McCarty T (2013) Feedback sandwiches affect perceptions but not performance. Adv Health Sci Educ 18(3):397-407

Pendleton D, Schofield T, Tate P, Havelock P (2003) The new consultation: developing doctor-patient communication. OUP, Oxford

Perkins GD (2007) Simulation in resuscitation training. Resuscitation 73(2):202-211

Phrampus P, O'Donnell J (2013) Debriefing using a structured and supported approach. In: Levine AI, DeMaria S, Schwartz AD, Jim AJ (eds) The comprehensive textbook of healthcare simulation. Springer, New York, NY, pp 73-84

Raemer D, Anderson M, Cheng A, Fanning R, Nadkarni V, Savoldelli G (2011) Research regarding debriefing as part of the learning process. Simul Healthc 6(Suppl):S52-S57. doi:10.1097/SIH.0b013e31822724d0

Rall M, Glavin R, Flin R (2008) The '10-seconds-for-10-minutes principle'-Why things go wrong and stopping them getting worse. Bull R Coll Anaesth 51:2614-2616

Rothgeb MK (2008) Creating a nursing simulation laboratory: A literature review. Journal of Nursing Education, 47(11):489-494

Rudolph J, Simon R, Dufresne R, Raemer D (2006) There's no such thing as "nonjudgmental" debriefing: a theory and method for debriefing with good judgment. Simul Healthc 1(1):49-55

Rudolph J, Simon R, Rivard P, Dufresne R, Raemer D (2007) Debriefing with good judgment: combining rigorous feedback with genuine inquiry. Anesthesiol Clin 25(2):361-376. doi:10.1016/j.anclin.2007.03.007

Rudolph J, Simon F, Raemer D, Eppich W (2008) Debriefing as formative assessment: closing performance gaps in medical education. Acad Emerg Med 15:1010-1016. doi:10.1111/j.1553-2712.2008.00248.x

Rudolph J, Raemer D, Simon R (2014) Establishing a safe container for learning in simulation: the role of the presimulation briefing. Simul Healthc 9(6):339-349. doi:10.1097/sih.0000000000000047

Savoldelli GL, Naik VN, Park J, Joo HS, Chow R, Hamstra SJ (2006) Value of debriefing during simulated crisis management oral versus video–assisted oral feedback. J Am Soc Anesthesiol 105(2):279–285

Sawyer TL, Deering S (2013) Adaptation of the US Army's after–action review for simulation debriefing in healthcare. Simul Healthc 8(6):388–397

Sawyer T, Brett–Fleegler M, Eppich WJ (2016a) Essentials of debriefing and feedback. In: Grant V, Cheng A (eds) Comprehensive healthcare simulation: pediatrics. Springer, New York, pp 31–42

Sawyer T, Eppich W, Brett–Fleegler M, Grant V, Cheng A (2016b) More than one way to debrief: a critical review of healthcare simulation debriefing methods. Simul Healthc 11:209–217. doi:10.1097/sih.0000000000000148

Sigalet E (2017) The LEARN Framework. Memorial University–Faculty of Medicine. Retrieved from http://www.med.mun.ca/TSRC/Cureus/LEARN.aspx. Accessed 08 Jun 2017

St. Pierre M, Hofinger G, Buerschaper C, Simon R (2011) The human factors: errors and skills. In: Crisis management in acute care settings: human factors, team psychology, and patient safety in a high stakes environment. Springer, Berlin, Heidelberg, pp 3–22

Stafford F (2005) The significance of de–roling and debriefing in training medical students using simulation to train medical students. Med Educ 39:1083–1085

Telio S, Ajjawi R, Regehr G (2015) The "educational alliance" as a framework for reconceptualizing feedback in medical education. Acad Med 90(5):609–614

Thompson RA (2004) Crisis intervention and crisis management: strategies that work in schools and communities. Routledge, New York, NY

Wang EE, Kharasch M, Kuruna D (2011) Facilitative debriefing techniques for simulation–based learning. Acad Emerg Med 18(2):e5. doi:10.1111/j.1553–2712.2010.01001.x

Waxman K (2010) The development of evidence–based clinical simulation scenarios: guidelines for nurse educators. J Nurs Educ 49(1):29–35

Wayne DB, Didwania A, Feinglass J, Fudala MJ, Barsuk JH, McGaghie WC (2008) Simulation–based education improves quality of care during cardiac arrest team responses at an academic teaching hospital: a case–control study. Chest J 133(1):56–61

Weinstock, P. (2013). Boston children's hospital simulator program, simulation instructor workshop. Harvard University, Boston. Personal communication. March 2013

Youtube (2017). Don't judge too quickly (The best 1). Retrieved from http://www.youtube.com/watch?v=asLx–fwQyUU. Accessed 20 Jun 2017

Zigmont JJ, Kappus LJ, Sudikoff SN (2011) The 3D model of debriefing: defusing, discovering, and deepening. Semin Perinatol 32:52–58

2

디브리핑 진행방법

Pocket Book for Simulation Debriefing in Healthcare

이번 장은 도입, 반응, 분석, 요약 그리고 종결/결론을 포함하는 모델에 기반하여 디브리핑의 실제적인 촉진 측면을 다룬다. 이 장에서는 비판단적 디브리핑, 옳은 판단 디브리핑, 옹호-질문과 같은 디브리핑 분석 단계에서 활용되는 조사 기법을 제시한다. 이러한 다양한 접근방식은 참여자의 행위와 의사결정에 대한 존중과 동시에 인지적, 행위적 또는 기술적일 수 있는, 확인된 수행 격차를 좁히기 위하여 근거나 심리적 틀을 탐색하는 데 목표를 두고 있다. 지지를 받는 활용 가능한 접근방식은 개별적으로 확인된 결핍을 재정리하기, 그것을 일반화 또는 맥락에서 분리하여 고찰하기, 학습자에게 해결책을 요청하기를 포함하는데, 이는 학습자로 하여금 실제로 수행 격차를 좁히도록 하고 심화학습을 증진한다. 요약 단계는 중요한 학습요점이나 핵심메시지를 검토하도록 돕는다. 이것은 디브리퍼가 디브리핑을 통해 좁혀지는 모든 수행 격차의 해결책을 학습자가 실제로 생각해내고, 그것이 최소한 즉각적인 차원에서 효과적이었는지를 확인하는 방식이다. 종결 또는 결론 단계는 좀 더 일반적이고 학습자로 하여금 염려를 표현하거나 부가적인 실무기술 훈련 또는 지식의 심화를 위한 추천도서에 대한 실제적인 요구를 이야기할 추가 기회를 제공한다. 이는 참여자의 참여에 대해 감사하고 비밀 유지에 대해 다시 한 번 상기시키는 중요한 단계이다. 마지막으로 각 디브리핑 단계와 관련하여 몇 가지 유용한 디브리핑 문구나 질문이 디브리퍼를 위한 가이드로 제공된다.

2.1 추천하는 디브리핑 모델

표 2.1은 추천된 3단계 디브리핑 모델의 단계에 대한 개요를 제시하고 있는데(Eppich & Cheng, 2015; Rudolph et al, 2006), 이는 본래 RUST 모델(Karlsen, 2013)(**그림 1.2**)의 핵심요소를 포함하고 있으며, 디브리핑의 도입 단계와 종결 단계 사이에 포함되어 있다. 또한 과정을 안내하는 제안된 질문에 대한 개인적인 권고를 포함하고 있으며, 이 책에서 주로

사용하게 될 디브리핑 모델이다.

표 2.1 추천하는 디브리핑 모델

도입	• (항상) 참여자에게 감사하기 주로 첫 시나리오 디브리핑 시 • 모두에게 디브리핑의 목적을 상기시키기 • 안전과 비밀 유지에 대해 참여자를 안심시키기 • 디브리핑의 구성을 설명하기 • 만약 시나리오가 자연스럽지 않게 중단되었을 경우, 그 이유를 설명하기
반응(감정)	• 가급적 가장 어리고 경험이 적은 사람에게 "어떻게 느꼈나요?"라고 질문하고 다른 모든 참여자에게 질문하기
분석	• 기술: "(리더에게) 이 환자에게 무슨 일이 있었나요?" • 성과: "무엇이 성공적이었나요?" • 어려움: "어떤 어려움에 부딪혔나요?" • 적절한 기법 선택: 지시적 피드백, 플러스/델타, 사후행동검토, 또는 옹호-질문(2~4가지 수행 격차) • 참여자로 하여금 수행 격차를 확인하고 좁히도록 함 • 재정리하기, 일반화하기, 해결책 질문하기 • 피드백 확인하기
요약	• "오늘 우리가 무엇을 토의했나요?"라고 질문하기 • 학습자로 하여금 핵심메시지를 요약하도록 하기 • "질문이 있나요?" • 도구상자 제공하기: 특정 기술에 대한 교수법 자료나 구체적인 지침
종결 또는 결론	• 디브리핑 동안에 참여자가 보여준 솔직함에 대해 다시 감사하기 • 비밀 유지에 대해 상기시키기 • 유익한 점이 있었기를 희망하기

2.2 디브리핑의 도입방법

첫 디브리핑 도입 단계에는 몇 분 정도가 소요된다. 도입 단계는 디브리핑을 시작하는 동안 학습자가 편안함을 느끼도록 해야 하기 때문에 매우 중요하다. 시뮬레이션 시나리오를 마친 후, 참여자는 촉진자나 동료의 판단 또는 임상능력에 대한 부정확한 성찰에 대한 두려움을 경험할 수 있으며(Savoldelli et al, 2005) 또는 시나리오를 마치는데 충분한 시간이 주어지지 않았다고 느낄 수 있다. 이는 효과적인 디브리핑에 장애요인이 될 수 있으므로, 상호존중을 증진하고 안전한 환경을 제공하는 교육 분위기를 조성해야 한다. 이제 **표 2.1**에 제시된 디브리핑의 도입 요점을 자세히 설명하고자 한다.

- 감사: 도입의 시작은 참여자가 시뮬레이션에 적극적으로 참여한데 대한 일반적인 감사와 함께 모든 사람이 디브리핑을 받아들일 수 있도록 한다. 이는 동료가 디브리핑룸에 다시 모일 때 수행에 대한 인정보다는 고마움의 표시로 관찰자가 박수를 쳐주는 시간이기도 하다.
- 목적: 촉진자는 디브리핑의 목적이 무엇이고 무엇이 아닌지 분명히 말해야 한다. "이것은 수행의 향상과 관련된 것이지 어떤 식으로든 낙담하게 하거나 특정인을 표적으로 삼는 것이 아닙니다."
- 안전: 학습자는 대부분 디브리핑이 이루어질 방식에 대해 매우 긴장하고 있기 때문에, 촉진자는 시뮬레이션 세션의 규칙을 다시 말해 주어야 한다. 브리핑 세션을 시작할 때 언급했다 하더라도 배려와 비밀 유지는 반복할 필요가 있는 2가지 안전보장 조치이다(**그림**

1.1, 1단계 참고). 예를 들어, "공격 금지, 창피주기 금지, 비판 금지, 비난 금지입니다. 여기서 토의된 사항은 어떤 것도 이 방 밖으로 나가지 않을 것입니다. 우리는 학습경험과 그로부터 얻게 되는 학습요점을 토의할 것입니다."라고 말한다. 촉진자의 부정적인 얼굴표정은 이전에 학습자에게 제공된 안심시키는 말을 무효로 만들 수 있음을 유의해야 한다.

- 구성: 마지막으로 참여자가 모를 수 있고 얼마나 오래 걸릴지 염려할 수 있으므로 디브리핑의 구성 자체에 대해 안심시키는 것이 중요하다. "디브리핑은 3단계로 이루어집니다. 첫 번째 단계에서 감정과 첫 인상에 대해 이야기하고, 두 번째로 일어난 일에 대하여 서로 다른 관점에서 분석하고 이해할 것입니다. 나는 그때 공손하고 불쾌하지 않게 도발적인 질문을 하게 될 수도 있고, 그리고 나서 마치게 될 것입니다. 이는 30분 이상 걸리지 않습니다."

마지막으로, 시나리오가 자연스럽게 느껴지지 않거나 예상되는 종결 단계가 아닌 시점에서 중단되었다면, 디브리퍼는 이를 알리고 설명된 학습목표와 연계하여 이유를 간단하게 제시하거나 시나리오의 계획된 종결 시점이었음을 알려주어야 한다. 그렇게 하지 않으면, 참여자는 다음에 무엇을 할 것인지를 설명하거나 시나리오를 마칠 수 있도록 좀 더 시간을 주지 않는 것이 현실적이지 않다고 불평함으로써 반응 단계를 시작하게 된다.

모두가 디브리핑에 참여하는 다양한 시나리오가 있는 시뮬레이션 세션에서, **표 2.1**에 제시된 도입의 다른 요소는 첫 시나리오 디브리핑 중에

만 언급된다. 두 번째 디브리핑을 위해 모든 학습자는 디브리핑 토의의 구성과 목적을 분명히 이해하고, 이는 (희망사항이지만) 창피를 주거나 '닦달하는' 세션이 아님을 깨닫게 된다.

2.3 반응 단계의 진행방법

반응 단계Reaction phase(표 2.1)는 중요하며 논점이 흐려지거나 희석될 위험이나 촉진된 디브리핑Facilitated debriefing의 맥락 밖에서 발생하는 것을 막기 위해서 지체되지 않아야 한다. 반응 단계는 필수 단계로, 참여자가 모의 상황Simulated event에 대한 초기 반응을 공유할 수 있도록 충분한 시간(5~7분)을 배정해야 하는데, 그렇지 않으면 참여자는 해결되지 않은 부정적인 감정을 갖게 되고 디브리핑 과정에서 이탈하게 될 수 있다(Cheng et al, 2016a). 시뮬레이션은 참여자 사이에서 두려움, 스트레스, 무관심, 좌절, 불안, 분노 등과 같은 감정을 불러일으킨다. 이러한 감정은 적절하게 관리되면 학습과 기억을 증진시킬 수 있기 때문에 매우 중요하다(Joels et al, 2006). 반응/정서적 단계의 근거는 첫 번째, 좌뇌에 의해 발생한 일에 대한 적절한 분석이 정확하게 이루어질 수 없는 반면, 우뇌는 감정의 흐름으로 인해 '바쁘다'는 것이다. 그래서 감정의 분출은 사건에 대한 연속적인 분석을 위해 필수적이다. 두 번째, 우리가 전에 보았듯이 이러한 감정은 시나리오 과정에서 발생한 불만족스런 사실의 표현이다. 감정은 고객관계관리Customer Relation Management(CRM) 원리에서 종종 격차를 의미한다. 더욱이 감정을 공유하지 않는 참여자는 디브리핑에 참여하지 않을 수 있다(Cheng et al, 2015b). 따라서 정서적 반응에 관심을 가지고 다루는 것은 디브리퍼가 팀 구성원과 그들의 관점 사이의 서로 다른 상호작용에 대해 학습하고 의사소통, 팀워크, 상황 인식 등에서의 격차를 발견하기 위해 매우 중요하다(Weinstock, 2013). 표현된 감정은 CRM 원리나 디브리핑되어야 하는 인적 요인의 이슈 간의 격차를 이해하는 통로이다. 이처럼 간명한 반응 검토는 일어난 일에 대한 이해를 가능하게 하는 심층 분석 전에 분위기를 조성하도록 도와준다(Karlsen, 2013). 이러한 중요한 결과에도 불구하고, 어떤 저자는 발생한 일에 대한 토의로 바로 넘어 가는 것을 선호하고 반응 단계는 '문화적 단계'라고 주장하며 건너뛴다(Jaye et al, 2015). 우리의 경험상 감정의 분출은 분석 단계로 가기 전에 매우 유용함을 확인하였다. 이 단계 중에 참여자가 표현하는 것은 이후의 토의를 위해 디브리퍼에 의해 메모될 수 있으며 참여자가 말하고 싶어 하는 마음에서 벗어나 다른 토의사항에 집중할 수 있게 해 주는 장점이 있다.

만약 참여자가 시나리오 과정에서 발생한 어떤 일로 인해 방어적인 입장을 취한다면, 합의에 도달하여 반응 단계가 정상적으로 진행될 수 있도록 간단히 소개될 필요가 있다(예: 시뮬레이션 현실의 한계를 수용하기, 시나리오가 중단된 이유를 설명하기, 발생한 일에 따른 오해를 해결하되 디브리핑을 계속 진행하기).

이 단계에 어떻게 참여할 것인가? "어떻게 느꼈나요?", "어땠나요?"와 같은 간단한 질문을 모두에게 던지고 가장 나이가 어린 참여자에게 신속하게 다시 묻는다. 이러한 예방책은 팀 의사소통에 있어서의 2가지 함정을 피하는 데 중요하다. (1) Milgram 계층 효과(Russell, 2011) 그리고 (2) Janis 집단사고 효과(Janis, 1971)이다. 2가지 효과 모두 가장 후

배이거나 어린 참여자는 자신이 다른 토의요점을 제기하는 것이 적절하지 않다고 느낀다는 점에서 굴복이나 열등감의 형태로 직전에 다른 팀원이 표현한 것을 반복하는 결과를 초래한다. 만약 어린 참여자가 질문에 의해 두려움을 느낀다면, 비언어적 표시로 볼 때 가장 자발적이고 적극적으로 보이는 다른 참여자에게 질문을 돌리는 것이 중요하다. 그리고 촉진자는 시나리오에 있다면 협력자Confederate를 포함하여 같은 질문을 모두에게 물어보고, 이후 분석 단계 동안에 활용할 수 있도록 모든 답변이 수집되었는지 확인한다. 감정이 드러난 이후, 분석 단계에서는 "왜?"라는 물음이 가장 중요하다. 이를 위해 디브리퍼는 참여자가 제기한 사항을 우선적으로 처리하고 나중에 논의할 수 있는지를 확인하면서 간단하게 메모할 필요가 있다. 이러한 오리엔테이션은 디브리퍼로 하여금 감정을 팀워크의 기능장애나 다른 저변에 깔린 인적 요인의 이슈로 연결시키는 데 도움을 줄 수 있다.

2.4 분석 단계의 진행방법

분석 단계Analysis phase의 전체 시간은 보통 길어야 10~20분으로(Weinstock, 2013), 대략 디브리핑 시간의 1/2 또는 2/3 정도에 해당한다. 분석 단계 자체의 핵심으로 들어가기 전에, 디브리핑 과정에 대한 더 이상의 혼동을 피하기 위하여 참여자가 시뮬레이션 상황을 이해하고 있는지 확인해야 한다. 이것은 정확한 사례 진단에 대한 인식에 달려 있다. 어떤 저자는 이 단계를 개별화하여 '기술 단계Description phase'라고 부른다(Cheng et al, 2016a). 디브리퍼는 팀 리더에게 의지하며 호기심이 많지만 우호적인 태도로 질문해야 한다. "이 시나리오는 무엇에 관한 것이었나요?" 또는 "이 환자에게 무슨 일이 있었나요?" 등이다. 개방형 질문을 활용하여 이렇게 전환하는 이유는 상황이 적절하게 이해되었는지를 확인하기 위함이다. 만약 사례에 대해 추정된 것과 실제 진단 간에 차이가 있다면, 모든 구조화된 분석은 의심스런 주장과 추정 위에 세워지게 된다. 이것은 RUST 디브리핑 가이드의 '이해' 요소의 일부를 구성한다(Karlsen, 2013). 모든 요소는 참여자와 함께 심층 분석으로 들어가기 전에 오해가 아닌 실제 사례에 부합되어야 한다. 무엇이 진정 중요한지에 대한 이러한 상황 인식적 질문은 다른 팀원보다 앞서 팀 리더의 관점을 듣기 시작하면서 분석 단계의 초기에 이루어질 필요가 있다. 팀원 대 팀 리더의 상황 진단에 대한 간단한 매트릭스는 의견의 일치나 차이의 가능한 원인과 함께 **표 2.2**에 제시되어 있다.

만약 리더의 대답이 정확하다면, 디브리퍼는 팀원에게 리더가 방금 말한 것에 대해 어떻게 생각하는지 물을 수 있다. 만약 그들이 동의한다면, 디브리퍼는 매우 긍정적인 피드백을 제공할 기회를 가지게 된다. 예를 들어, "맞습니다, 이 시나리오는 여러분으로 하여금 최상의 … 행동과정에 관하여 의사결정을 하도록 기획된 것입니다". 때로는 구성원이 다른 진단을 말하기를 망설이거나 말하는 경우도 있다. 이는 전체 팀 사이에서 상황에 대한 인식을 유지하는 데 도움이 되고 나중에 반드시 디브리핑되어야 하는 리더의 잠재적인 비언어적 행위와 관련된 이슈이다. 디브리퍼는 "우리는 왜 이것이 발생했는지 나중에 이야기할 것입니다"라고만 말하고, 리더에게 긍정적인 피드백을 준다.

만약 리더의 대답이 정확하지 않다면, 디브리퍼는 다른 구성원에게

표 2.2 팀원과 팀 리더의 상황에 대한 인식의 연결 및 디브리퍼가 해당 상황을 관리하는 방식

		팀 리더의 상황에 대한 인식	
		옳음	**잘못됨**
팀원의 상황에 대한 인식	**옳음**	• 팀 내에서의 효율적인 의사소통과 해당 상황에 대한 팀원의 과거 경험 및 지식은 올바른 진단을 내릴 수 있도록 도움 • 팀 리더와 모든 팀원에게 긍정적인 피드백 제공	• 팀원과 팀 리더 간의 의사소통 부족 ① 팀 리더가 팀원에게 상황에 대한 인식의 차이를 파악하는 데 도움이 될 수 있는 점을 알려달라고 요청하지 않음 ② 수동적인 팀원 ③ 팀 리더가 '터널시야 현상' 또는 '고정된 오류'에 갇혀 있음 ④ 3가지 경우가 복합적으로 나타남 • 팀원에게 긍정적인 피드백을 제공하고 "나중에 그 점에 대해 토의해 볼 것입니다."(= CRM 수행 격차)라고 말해야 함
	잘못됨	• 팀 리더와 팀원 간의 의사소통 부족 ① 팀 리더가 말로 설명하지 않음 ② 권위적인 팀 리더 ③ 수동적인 팀원 ④ 위 3가지 경우가 복합적으로 나타남 • 팀 리더에게 긍정적인 피드백을 제공하고 "나중에 그 점에 대해 토의해 볼 것입니다."(= CRM 수행 격차)라고 말해야 함	• 팀원 전체의 상황에 대한 인식 부족 ① 지나치게 복잡한 시나리오 ② 팀원과 팀 리더 간의 의사소통 부족 ③ 위의 2가지 경우 모두 해당 • 올바른 진단을 알려주고 "나중에 그 점에 대해 토의해 볼 것입니다."라고 말해야 함 • 상황에 대한 인식의 부족을 해결할 수 있는 단서(팀 내의 의사소통 격차)가 있을 수 있음에 유의하고 이러한 문제를 극복하도록 함

어떻게 생각하는지 질문해야 한다. 만약 구성원의 의견이 정확하다면, 긍정적인 피드백을 주고 시나리오의 실제 주제를 알려주되, 불일치는 이후의 디브리핑에서 탐색되어야 한다. 만약 리더와 다른 팀원이 부정확한 답을 말하면, 디브리퍼는 시나리오에 대한 정확한 진단을 알려주고 잠시 멈춰야 한다. 이는 보통 침묵의 순간을 가져오고 그동안 모두는 마음속으로 정확한 진단을 가지고 시나리오와 자신의 행동을 다시 살펴본다. 팀 구성원과 리더의 상황에 대한 인식 수준을 탐색하는 시나리오에 대한 일반적인 추가 토의(약 10분) 후에, 디브리퍼는 그룹에게 "이제 더 이해가 되었습니까?"라고 질문할 수 있다. 이때, 리더와 다른 참여자로부터 받아들인다는 의미의 끄덕임이 있어야 한다. 이 인정은 상세한 이벤트Event와 중재Intervention에 대한 분석이 적절하게 시작될 수 있다는 의미이다. 실제적인 시나리오 진단과 그것을 왜 놓쳤는지에 대한 짧은 탐색단계를 통해 이제 실제적으로 기획된 시나리오의 진단은 학습자 그룹이 이해한 것과 부합하게 된다.

일부 연구자는 '디브리퍼와 학습자' 간의 관계를 고려하여, 분석 단계에 간호교육에서 주로 사용하는 '유의미 학습을 위한 디브리핑Debriefing for Meaningful Learning(DML)'의 소크라테스식 질문법을 활용하여 진행한다(Dreifuerst, 2015). 소크라테스식 질문법은 교수자가 특정 정보를 학습자에게 제공하지 않거나 학습자의 질문에 직접적으로 답하지 않는 대신 다양한 질문을 통해 학습자가 자신의 지식에 대한 한계를 스스로 파악하게 하여 정답을 찾아내도록 하는 교수학습법이다(Dreifuerst, 2015). 여기에는 (a) 기본적 신념이나 결론 (b) 반대되는 사고나 반론 (c) 정보의 원천이나 출처 (d) 시사점이나 결과 그리고 (e) 사고과정의 기반이 되는 이유, 근거, 가정 등에 대한 질문이 포함된다(Paul & Elder, 2007). DML 분석은 (1) "방금 경험한 임상 상황에서 가장 먼저 떠오른 것은 무엇인가요?" (2) "잘된 점은 무엇이었고, 그 이유는 무엇인가요?" (3) "만약 다르게 수행할 수 있다면 어떠한 점을 달리할 것이고, 그 이유는 무엇인가요?" 등과 같은 질문으로 시작된다. DML 분석을 위한 질문은 플러스/델타 디브리핑의 2가지 유형의 질문과 유사하다(**1.8.2** 참고).

학습자 중심의 플러스/델타 디브리핑은 학습자 또는 팀에 의한 자가평가 전략이므로 분석 단계에서 시작하는 것이 중요하다(Cheng et al, 2016b). 디브리퍼는 참여자에게 "이번 시뮬레이션에서 어떠한 점이 성공적이었나요?"라고 이들이 인지한 팀 성과에 대해 질문한다. 이 질문은 학습자에게 적극적인 성찰과 자가평가를 하도록 하여 학습에 대한 책임을 갖도록 한다(Cheng et al, 2016b). "어떠한 점이 성공적이었나요?"라고 질문하는 것은 성공한 것이 아무 것도 없었다고 암시할 수 있는 "당신이 생각하기에는 어떠한 점이 성공적이었나요?", 좋음과 나쁨의 도덕적인 문제를 야기할 수 있는 "어떠한 점이 좋았나요?" 그리고 그 뒤에 이어질 부정적 요소를 생각하게 하는 "긍정적인 요소는 어떠한 것이 있었나요?" 등과 같은 질문보다 더 좋은 질문이 된다. 후자와 같은 질문은 참여자에게 학습노력을 방해하는 느낌을 유발시킬 수 있다.

학습자가 디브리퍼의 질문에 정답을 말하면 디브리퍼는 긍정적인 피드백을 반드시 주고 팀 리더와 팀원 모두(실제 대면하는 경우면 더 좋다)에게 팀워크의 성과를 한 가지 이상 말해 보라고 한다. 이들이 특정 성과를 제시하지 못하는 경우에 디브리퍼는 팀원이 그 성과를 말할 때까지 "그리고 또 없나요? 다른 성과는요?"라며 계속 질문한다.

학습자가 대답한 답이 완벽하지 않더라도 디브리퍼는 답을 알려주어서는 안 되며, 대신 지속적인 디브리핑의 진행과정에서 "나중에 토의해보도록 합시다"라고 언급하는 것이 좋다. 예를 들어, 여러 학습자가 시나리오 상황에 대한 인식을 이야기할 때 디브리퍼는 "여러분이 상황에 대한 인식의 중요성에 대해 이야기하는 것을 들었습니다. 나도 같은 생각을 했습니다. 이에 대해 더 이야기를 나눌 수 있을까요?"라고 말할 수 있다. 이와 같은 사고과정의 공유를 통해, 디브리퍼는 자신의 생각이 학습자가 논의하는 바와 일치한다는 점을 확인시켜주어 학습자와의 신뢰를 형성할 수 있으며, 학습자 중심의 환경을 만들 수 있다(Cheng et al, 2016b).

이제 질문은 수행의 어려운 점에 초점을 두어야 하는데, 디브리퍼는 학습자가 인식한 수행의 어려움에 대해 "수행하면서 어려웠던 점은 무엇이었나요?"라며 질문한다. 디브리핑 과정 동안 조사 기법Investigation technique을 통해 토의해야 할 주제가 도출되므로, 디브리퍼는 학습자가 제시한 수행의 어려움을 기록하거나 기억하는 것이 중요하다. 촉진자는 학습자가 제시한 어려운 점 중 일부를 시나리오 도중 관찰할 수도 있지만, 때로는 어려운 점을 관찰하지 못할 수도 있다. 디브리퍼는 이와 같은 새로운 정보를 즉각 고려해서 디브리핑할 만한 사항인지를 결정해야 한다.

2.5 분석 단계에서 적용되는 조사 기법

디브리핑 과정에서 활용할 수 있는 조사 기법은 학습자와 구축된 라포Rapport, 촉진자에 대한 학습자의 신뢰 및 학습자의 자신감 측면에서 특히 중요하다. 판단적 디브리핑과 비판단적 디브리핑 접근법은 원칙적으로는 사용하지 않아야 한다. **표 2.3**에 다양한 디브리핑 기법을 제시하였다.

표 2.3 판단적/비판단적 디브리핑 접근법과 옹호-질문 기법이 포함된 옳은 판단 디브리핑의 비교

	판단적 디브리핑	비판단적 디브리핑	옹호-질문 기법이 포함된 옳은 판단 디브리핑
디브리퍼의 역할	• 목표: 환경에 관계없이 참여자의 행동 바꾸기 • 가정: 잘못 수행된 점을 공개하기. 참여자는 실수 없이 완벽하게 수행했어야 함	• 목표: 참여자를 수치스럽게 하는 것을 피하기. 위협적이지 않은 환경에서 참여자의 행동이 변화되기를 희망하기 • 가정: 잘못 수행된 점을 나타내지만 이러한 실수가 갖는 중요성을 최소화함	• 목표: 수치심 없는 상호학습. 호의적인 학습 환경에서 참여자의 행위 이면의 의도를 탐구하기 • 가정: 참여자는 영리하며 옳은 일을 수행하길 원함. 실수는 범죄가 아니라 풀어야 할 퍼즐로 간주함
디브리퍼의 참여자에 대한 관점	• 참여자는 실수를 저지르고 실수에 대해 솔직해야 함	• 참여자의 수행이 완벽하지는 않았지만 이들을 비난할 수 없으며, 따라서 긍정적인 점과 부정적인 점을 모두 가지고 있음	• 수행 중 참여자의 행위는 디브리퍼가 조사해야 할 이들의 특정 지식과 가정에 의한 것이며, 향후 똑같은 실수를 반복하여 저지르지 않도록 적절히 시정되어야 함
접근법	• 비난하기, 수치심 주기, 사실에 대해 그대로 말하기	• 친절하기, 부드럽게 대하기, 학습자를 올바른 답으로 유도하기	• 상호존중, 탐구심, 호기심, 옹호, 질문
디브리핑의 일반적 메시지	• 완전히 실패한 점은 이것이다. …을 수행하지 못했다. …을 수행했어야 했다.	• 어떤 점이 개선될 수 있었다고 생각하는가?	• 나는 …을 관찰했다. 나는 …이 우려된다. 나는 …의 수행이유에 대해 궁금하다.

2.5.1 판단적 디브리핑 기법

판단적 디브리핑 기법은 수년 동안 사용되어 왔고, 일부 교수자에 의해 임상현장에서 여전히 사용되고 있다. 이들 교수자는 훈련자가 학습활동 중의 환자 안전 이슈 또는 실제 환자와 관련된 상황의 중대성과 무관하게 훈련자 자신의 행위 결과에 직면해야 할 필요가 있다고 생각한다. 이러한 진행 방식은 긍정적인 학습과정에 모순되며 기본적인 심리적 안전 원칙에 위배되기 때문에 시뮬레이션 기반 교육에 사용해서는 안 된다. 그 이유는 이러한 방식은 참여자에게 위협으로 느껴지며 학습과정을 방해하고 방어적인 태도로 대응하여 향후 시뮬레이션 기반 학습기회에 영향을 줄 수 있기 때문이다. 또한 Falchikov(2007)가 "일부 학습자의 경우, 판단적 디브리핑 기법은 학습자와 시뮬레이션 상황 간의 상호작용에 부정적인 영향을 주며, 이러한 부정적인 감정은 여러 해 동안 지속되어 결국 진로 결정에 영향을 미치고 새로운 학습을 방해하기도 한다"라고 언급한 것처럼 학습자에게 해로울 수 있다.

판단적 디브리핑에서 교수자는 적극적인 역할을 하고, 권위를 갖고 이야기하며, 비난적인 표현으로 '당신(2인칭)'을 사용한다. 예를 들어, "당신은 …을 알아차리지 못하였네요"라고 말한다. 반대로 참여자는 매우 소극적인 역할을 하며, 어떠한 반응도 하지 않고 지시적인 피드백을 받기만 한다(**1.8.1** 참고). 참여자는 이러한 디브리핑 접근법이 매우 위협적이고 자신을 비하한다고 인식하여 기분이 나쁠 수 있다. 이러한 접근법은 학습자로 하여금 전반적인 학습경험을 부정적으로 인식하게 하여 동료 앞에서 수치감을 느끼는 것 외엔 교육적인 장점이 없다(**표 2.3**).

예를 들어, 3세 유아의 심폐소생술 시뮬레이션 이후 교수자는 "당신은 흉부압박을 1분에 100~120회 수행하지 않았어요!", "당신은 심장 마사지를 1분에 60~65회밖에 하지 않았고 이것은 충분하지 않아요!", "당신은 소아 심폐소생술의 기본도 모르는군요!" 등과 같이 말한다면, 이러한 직접적이고 비난적인 발언은 학습자가 심폐소생술의 수행 시 왜 그러한 실수를 했는지 설명할 기회를 주지 않는다.

2.5.2 비판단적 디브리핑 기법

샌드위치 전략으로 알려진 비판단적 디브리핑은 가장 흔하게 사용하는 디브리핑 기법이다. 이 기법은 전 세계에서 수십 년 동안 시뮬레이션 기반 교육에서 널리 사용되고 있는데, 특히 '알파벳' 심폐소생술 및 외상 수업과정에서 많이 사용된다. 비판단적 디브리핑 기법은 학습자를 칭찬하지 않고, 학습자에게 위협적이며, 학습과정을 방해하는 결과를 낳는 판단적 디브리핑 기법의 한계를 극복하기 위해 시행되었다(**2.5.1** 참고). 그러나 판단적 디브리핑과 비교하여 비판단적 디브리핑 기법이 학습자를 더 존중한다 하더라도, 수행 격차와 이에 대한 심층적 이유를 명확히 다루지 않기 때문에 디브리핑에서의 중요한 점을 놓칠 수 있다(**표 2.3**).

비판단적 디브리핑에서 촉진자는 적극적인 역할을 하지만 덜 권위적이다. 이들은 '그것(3인칭)', "나쁘진 않았어요", "좋았어요" 등 비인칭(중립)적인 표현을 사용한다. 학습자는 촉진자와의 상호작용이 많지 않기 때문에 수동적인 역할을 한다. 비판단적 디브리핑 기법은 디브리핑 과정에서 학습자가 위협적이라는 인식이 거의 없고 학습자의 참여를 더 쉽게 할 수 있다는 장점을 가지고 있다. 수행 격차를 파악하는 촉진자의 접근법으로 "나는 어떻게 생각하는가?(WAIT, What Am I Thinking?)

추측" 전략 등이 사용된다(Weinstock, 2013). 이 전략은 참여자의 입장에서 수행 격차의 이유를 실제적으로 이해하기보다 수행되어야 했던 행위와 그 이유는 무엇인지를 더 추측하는 것이다. 이러한 디브리핑 전략의 학습가치는 중간 정도이다. 이 전략은 시뮬레이션 경험이 있는 학습자에게는 다소 중요한 과정일 수 있지만, 수행 격차의 원인을 다루지 않고 학습자가 자신의 행동이나 의사결정과정을 보완할 수 있도록 성찰하는 기회가 주어지지 않기 때문에 시뮬레이션 초보자에게는 충분하지 않다.

앞에서 언급하였던 3세 유아를 대상으로 한 심폐소생술 시뮬레이션 후, 비판단적 디브리핑 전략은 "좋았어요! 아이가 회복되었어요. 흉부압박을 더 빨리 할 수 있었는데, 대체로 잘 되었어요!" 등과 같은 예가 적용될 수 있다.

2.5.3 옳은 판단 디브리핑 기법

옳은 판단 디브리핑(Rudolph et al, 2006, 2008)은 비교적 최근에 도입된 디브리핑 기법으로, 수행에 대한 판단적 및 비판단적 디브리핑 기법(수행 격차를 줄이기 위한 관련성 부족)을 보완하기 위해 널리 사용되고 있다. 옳은 판단 디브리핑은 누군가에게 잘못 수행했다고 말한 다음 이전과 다르게 수행해 보라고 하면 효과가 있거나 효과가 없더라도 그 수행 결과가 일관적이지 않을 것이라는 가정을 가지고 있다(Rudolph et al, 2017). 특정 행위를 바꾸기 전에 행위의 의도에 대해 이해할 필요가 있다. 따라서 옳은 판단 디브리핑의 이론적 근거는 관찰한 행위와 그 결과의 이면에 보이지 않는 사고의 틀을 살펴보고 시나리오 참여자의 행위의 의도를 이해하는 것이다(Rudolph et al, 2007). 사고의 틀에 오류가 있으면 잘못된 행위를 하게 되고, 이를 모르면 잘못된 행위를 성찰해도 지속적으로 잘못된 의사결정 및 관련 행위를 하게 된다는 가설이다. 이러한 접근법에서 디브리퍼는 인지적 탐정과 같은 역할을 하여(Rudolph et al, 2017), 참여자 모두의 성찰을 촉진한다. 또한 직설적인 비판과는 달리 탐구적인 과정이기 때문에 학습자에게 어느 정도의 심리적 안전을 제공한다. 디브리퍼는 적절하게 수행되지 못한 행위 등 시나리오 도중 관찰한 점에 유의하여 "목표와 관련된 주제에 대해 여러분과 논의하고 싶습니다"와 같이 말하며, 참여자가 이에 대해 토의하도록 유도한다(Rudolph et al, 2017). 즉, 참여자의 수행에 대해 공개적으로 비판하는 것(판단적 디브리핑)은 참여자에게 위협적일 수 있고 학습과정을 방해할 수 있다. 반면 옳은 판단 디브리핑 기법은 비폭력적인 의사소통 기법으로 볼 수 있으며, 이는 학습자가 긍정적인 방식으로 디브리핑에 참여하도록 유도한다.

옳은 판단 디브리핑 기법의 분석 단계는 (a) 수행 격차 확인 (b) 수행 격차에 대한 피드백 제공 (c) 수행 격차의 근거 분석 (d) 추가적 토의와 교육을 통하여 수행 격차 해소에 도움 제공 등 4가지 단계로 구성된다(Rudolph et al, 2008). 이러한 과정(질문)의 전제는 디브리퍼가 행위를 관찰하고 사고의 틀을 먼저 밝히는 것이다. 이러한 과정은 '옹호Advocacy'라고 명칭하며, 이러한 디브리핑 기법은 '옹호–질문(A/I)' 기법으로 불린다. 옳은 판단 디브리핑 기법은 시나리오 참여자가 수행한 행위의 결과만으로 성급히 판단하지 않으며, 디브리퍼가 각 행위 이면의 의도를 살펴보도록 유도한다.

옳은 판단 디브리핑에서 교수자는 항상 모든 학습자의 올바른 이론적 근거에 대한 질문을 통해 '이해'하는 진정한 촉진자가 된다. 디브리핑의 분위기는 판단적 디브리핑과는 완전히 다르다. 이는 옳은 판단 디브리핑의 참여자는 성실하고 혁신적이고 헌신적이고 정중하며 진정으로 최선을 다한다(SIDRA, sincere, innovative, dedicated, respectful, and authentically care about doing their best)고 가정하기 때문이다(Sigalet et al, 2015). 디브리퍼는 학습자에게 '나(1인칭)'를 사용하여 자신의 사고의 틀을 보여주고자 한다. 그 결과, 참여자에게 투명성, 솔직함, 호기심이 생기게 된다. 옳은 판단 디브리핑의 일반적인 접근법은 (1) "나는 환자의 평가가 지연된 점을 관찰했습니다"(디브리퍼의 사실–중립–관찰) (2) "이러한 점은 …을 의미하기 때문에 이에 대해서 나는 우려가 됩니다"(상황 이해에 대한 디브리퍼 자신의 사고의 틀=옹호) (3) "나는 단지 왜 환자 모니터 확인을 처음 수행하였는지 그 이유에 대해서 알고 싶습니다" 또는 "나는 당신이 그 때 어떠한 생각을 했는지 궁금합니다"(질문) 등의 3가지 유형의 질문으로 구성된다. 이러한 질문에서는 '너(2인칭)'를 사용하지 않는다. 디브리퍼가 위협적으로 대하지 않고 항상 부드럽고 중립적으로 "왜?"라고 물어볼 때, 참여자는 자신이 한 행동과 결과에 대해 대응하고 성찰하게 되는 상호작용적인 디브리핑을 경험하게 된다. '너'를 사용하지 않는 대화방법은 학습자에게 중요한 심리적인 영향을 준다. 디브리퍼는 항상 자신의 사고의 틀에 대해 질문하면서 '나'를 사용하여 표현한다. 이러한 유형의 디브리핑은 참여자에게 위협을 주지 않고 수행 격차의 이유를 파악할 수 있는 조사과정을 유도하므로 매우 중요한 학습적 가치를 갖는다(**표 2.3**). 특히 2번째 문장인 "나는 우려가 됩니다"의 중요성에 주목해야 한다. 디브리퍼가 실수로 2번째 문장을 잊고

"나는 이러한 점을 발견했습니다"에서 바로 "나는 그 이유에 대해서 알고 싶습니다"라고 한다면, 학습자는 디브리퍼의 질문의 이유를 파악하려고 하다가 방향성을 잃어버리게 될 수 있다. 따라서 후자와 같은 표현은 "내 마음을 알아맞혀 봐요"와 같은 식의 질문이 될 수 있다(Cheng et al, 2016a).

디브리퍼는 기대되는 특정 행위의 수행 여부를 관찰해야 한다. 예를 들어, 쇼크 상태의 환자는 동맥과 말초혈관 맥박을 확인해야 한다. 참여자가 이를 누락했다면, 디브리퍼는 이러한 행위의 누락을 관찰한 것을 "내가 맥박을 확인하는 행위를 관찰하지 못하였는데요", "나는 쇼크 정도가 너무 심해서 말초순환 장애가 올 수 있지 않을까 생각했습니다", "맥박을 확인하지 않았는지, 아니면 내가 관찰을 못한 것인지 궁금합니다" 등과 같은 대화법을 사용해야 한다. 반대로 더 중립적인 방식은 "나는 당신이 맥박을 확인하는 것을 관찰하지 못했어요"가 될 수 있다. 하지만 후자의 경우, '당신'을 사용함으로써 특정 참여자가 놓친 행위를 지칭하는 부정적인 의미가 내포될 수 있기 때문에 참여자에게 다소 위협적일 수 있다.

앞에서 제시한 예에서 3세 유아의 심폐소생술 시뮬레이션 후, "내가 아이의 심폐소생술을 관찰했는데, 흉부압박이 1분에 60~65회였어요. 나는 흉부압박이 부족해 아이의 뇌에 혈류가 충분히 공급되지 않아 회복을 방해하고, 심지어는 정상 심박동수로 돌아가지 못하게 될까 우려가 되었어요. 나는 왜 흉부압박 횟수를 이렇게 수행했는지 궁금합니다"와 같이 말할 것이다.

위의 예와 같은 질문은 개방형 질문의 형태이다. 이러한 질문은 학습자의 사고의 틀을 조사할 수 있다. 디브리퍼는 흉부압박 횟수가 낮았던 행위의 숨어 있는 의도가 무엇인지에 대해 질문해야 한다. 앞의 예에서 학습자는 "에피네프린의 골내(intraosseous, IO) 주입을 시도하려는 동료가 어려움을 겪는 것 같아서, 골내 주입을 수행할 수 있도록 흉부압박의 횟수를 낮추었어요"라고 대답하였다.

여기에서 학습자의 사고의 틀이 밝혀졌다. 에피네프린의 골내 주입과 정맥 내 주입이 흉부압박보다 우선순위가 높게 설정된 것이었으며, 이에 따라 행위의 오류가 나타난 것이다. 따라서 옳은 판단 디브리핑은 오류가 있는 학습자의 사고의 틀을 밝히는 유일한 디브리핑 기법이라 할 수 있다. 다른 기법을 사용하였다면 이러한 행위의 오류가 밝혀지지 않아 실제 환자에게 역효과를 일으킬 수 있는 잘못된 행위가 재발되었을 것이다.

또한 실제 시뮬레이션 사례에서 슈퍼바이저Supervisor는 임상술기의 또 다른 수행 격차를 파악하지 못하였다. 흉부압박이 골내 주입과정을 방해했던 이유는 무엇인가? 이는 소아 환자의 몸통에서 다리를 분리하지 않은 채 경골 근위부에서 골내 접근을 시도하였기 때문이다. 이러한 학습자의 '임상술기'의 수행 격차는 해당 사례처럼 환자에게 유해한 결과로 이어질 수 있기 때문에 디브리핑에서 다루어야 한다. 디브리퍼는 디브리핑의 일환으로 팀원에게 항상 최상의 돌봄을 환자에게 제공할 수 있도록 서로에게 피드백을 하도록 권장해야 한다. 이는 종종 이차적인 요소가 아닌 적절한 상황관리의 핵심으로 간주되는 CRM의 '상호 지원(표 1.3)'을 형성한다(Carbo et al, 2011; Gangaram et al, 2017). 두 명의 의료진이 범한 2건의 '오류'가 아니라 이는 팀이 행한 2건의 '잘못된 판단'으로 간주해야 하며, 어떠한 상황이 발생했는지 상황을 이상적으로 어떻게 다뤄야 했는지를 밝혀냄으로써 모든 팀원이 학습을 할 수 있도록 해야 한다.

디브리핑이 판단적 디브리핑 기법에 따라 진행되었다면, 수행 격차(오류적 사고의 틀과 기술적 오류)를 조사하지 않음으로써 학습자는 향후 어떠한 개선도 이루어지지 않았을 것이다. 또한 학습자는 위협을 받는 느낌을 경험하게 되고, 해당 학습자는 심폐소생술에서 자신이 아닌 동료가 유발한 문제를 해결하려고 노력할 것이다. 이는 소아 흉부압박에 대한 지식의 부족 때문만이 아니라 자신의 심폐소생술 방법을 변화시켜 직접적으로 지원하려고 한 시도 때문에 발생한 것이다. 이는 임상술기의 오류로 인해 발생한 것으로 디브리핑에서 쉽게 놓칠 수 있는 부분이다.

비판단적 디브리핑 기법은 그 이유에 대한 탐색 없이 낮은 흉부압박 횟수만을 지적하기 때문에 수행 격차를 다루지 못한다. 그러나 비판단적 디브리핑의 부드러운 접근방법은 학습자가 환자에게 해를 가하였다는 느낌을 들지 않게 하면서 환자에게 도움이 되는 치료 및 중재의 우선순위를 강조할 수 있다.

반대로 옳은 판단 디브리핑 기법은 수행 격차를 파악할 수 있는 유일한 디브리핑 기법이다. 디브리퍼가 자신이 우려하는 이유를 학습자에게 말해 주는 기법이기 때문에 다소 역설적으로 느껴질 수 있다. 처음에는 이러한 부분이 학습자에게 가혹하거나 무례하게 느껴질 수도 있지만, 디브리퍼 자신의 관점, 즉 사고의 틀에 대해서만 말하는 경우 그렇게 느껴지지 않을 것이다. 이와 같은 디브리핑 기법에서는 디브리퍼 자신이 사고의 틀이 될 수 있기 때문에 근거에 기반한 설명이라도 국제 권고사항만을 단순히 제공하는 것보다 권고사항에 대한 병태생리학적인 부연 설명을 추가하는 것이 좋다. 이는 학습자의 인식에서 차이가 나타날 수 있기 때문이다. 설명을 하는 것은 디브리퍼 자신의 사고의 틀을 교육하는 것이기 때문에 학습자가 위협적인 느낌을 갖지 않게 한다. 즉, 국제 권고사항만을 제시하는 것은 학습자 모두가 권고사항을 지키지 않았거나 최악의 실수를 저질렀다는 느낌을 받게 한다.

이와 같이 옳은 판단 디브리핑 기법은 (1) 디브리퍼의 사고의 틀을 활용하여 위협적일 수도 있는 의견을 안전하게 제시(옹호)하고 (2) 행위의 이유를 확인하기 위해 “왜?”라고 질문(질문)하는 등 2가지의 방식을 활용한다. 디브리핑 단계에서 2가지 방식을 동시에 활용하면 최상의 학습이 이루어지고 디브리핑 시간에 모두가 만족할 수 있다.

디브리핑의 분석 단계에서 옹호–질문 기법은 참여자와 몇 번 활용해야 하는 것일까?

2~4회 정도 사용하는 것이 좋다. 그러나 이는 시간적 여유, 수행의 성격, 학습자, 학습목표 등에 따라 달라지며, 토의가 필요한 특정 행위를 수행한 참여자는 매번 직접 다루어야 한다.

디브리퍼는 관찰사항을 신중하게 작성해야 한다. 이는 객관적이고, 사실적이며, 관련된 사항이어야 한다. 그렇지 않으면 학습자로부터 “그래서요?”라는 답변을 들을 수 있다.

사고의 틀/과정/행위 간의 관계가 언제나 일대일 대응이 아니라는 점에 주목해야 한다. 즉, 올바른 행위가 오류적 사고의 틀에서도 나타날 수 있다. 디브리퍼가 무엇을 관찰했든지 디브리핑 중 솔직하고, 호기심 있고, 탐구적인 접근법을 유지하는 것이 중요하다. 예를 들어, 패혈성 쇼크는 일단 진단받고 나면 치료의 첫 단계로서 고농도 산소마스크를 통해 높은 유량의 산소를 환자에게 적용해야 한다. 일반적인 패혈성 쇼크 시나리오에서 간호사가 응급의료 카트의 서랍 두 개를 급하게 열어 환자에게 고농도 산소마스크를 적용시켰다고 가정하자. 디브리퍼는 서랍을 급하게 여는 행위가 이상하게 보였다. 디브리퍼는 호기심이 생겨서 디브리핑 단계에서 간호사에게 “내가 고농도 산소마스크를 환자에게 적용하기 전에 서랍을 급하게 열고 닫는 것을 보았는데요. 그 이유는 무엇인가요?”라고 물어보았다. 간호사는 “비강 캐뉼라를 찾지 못했어요!”라고 대답하였다. 이는 잘못된 사고의 틀을 보여준다. 즉, 간호사는 패혈성 쇼크가 비강 캐뉼라를 통한 낮은 유량의 산소가 필요하다고 생각한 것이다. 따라서 이와 같은 고농도 산소마스크 적용 시나리오에서 환자의 적절한 관리가 이루어진 것은 오히려 참여자가 원하는 비강 캐뉼라가 없었기 때문이었다. 이러한 수행 격차는 겉으로 관찰된 것이 아니고 디브리퍼의 질문을 통하여 파악되었다. 즉, 시나리오 전체를 처음부터 면밀히 살펴보지 않았다면 이러한 수행 격차는 파악되지 못하였을 것이다. 디브리퍼는 시나리오 중 호기심을 가지고 이상하게 수행된 행위를 집중하여 살펴보는 것이 중요하다. 학습자의 사소한 행동이 적절한 디브리핑을 필요로 하는 오류적 사고의 틀이나 가정으로 인한 수행 격차를 나타낼 수 있다.

학습자의 시뮬레이션 경험 유무에 따라 질문 기법에 차이가 있어야 하는가? 일반적인 질문 형태는 학습자의 사고의 틀을 살펴보려고 “왜?”라고 질문하는 것인데, 이는 경험이 있는 학습자에게 유용하다. “왜?”라고 질문하는 것은 자신만의 사고의 틀이 구축되어 있지 않는 초보 학습자에게는 유용하지 않다. 그렇다면 질문은 특정 영역에서 학습자의 능력과 지식에 따라 ‘무엇’과 ‘왜’의 균형을 맞추기 위해 “무엇을 수행하려 했습니까?"와 같은 질문이 있어야 한다. 특정 영역에서 학습자는 능력이나 기술이 있는 반면 또 다른 영역에서는 초보일 수 있다.

2.5.4 옹호-질문 기법

옹호-질문 기법은 시나리오 참여자의 행위에 대한 성찰과 이해를 도모하는 다른 디브리핑 기법과 함께 활용해야 한다. 최근 통합적 디브리핑 접근법으로 'PEARLS 기법'이 제시되었다(Cheng et al, 2016a; Eppich & Cheng, 2015). 이러한 PEARLS 접근법은 지시적 피드백, 촉진자 주도의 플러스/델타 디브리핑, 옹호-질문 기법 등 디브리핑에서 수행 격차의 유형에 따라 피드백을 제공하는 3가지 전략을 차별화하여 제시하고 있다(Eppich & Cheng, 2015). 이는 디브리핑 운영 시간, 수행 격차 해소의 근거, 수행 격차의 유형, 즉 지식(인지), 기술(기법), 태도(의사소통, CRM) 등 여러 요인에 따라 차별화하여 활용된다. 지시적 피드백은 운영 시간이 제한되고, 이유가 명백하며, 기술이나 인지 문제와 관련한 수행 격차인 경우에 유용하다. 반면, 옹호-질문 기법은 운영 시간이 여유가 있고, 이유가 명백하지 않으며, 인지나 행동 문제와 관련된 수행 격차인 경우 더 선호된다. 플러스/델타 전략은 앞선 2가지를 통합한 기법이다(Eppich & Cheng, 2015). 운영 시간이 제한되어 효과적인 디브리핑 전략을 수정해야 하더라도, 이론적 근거에 기반하여 수행 격차를 다루는 구조화된 디브리핑 접근법을 옹호-질문 기법과 함께 활용하는 것이 앞에서 언급된 심폐소생술 상황과 골내 주입 사례에서 살펴보았듯이 더 유용하다. 옹호-질문 기법은 시나리오 참여자와 함께 실제 어떠한 상황이 발생한 것이고, 왜 그러한 상황이 발생한 것인지를 파악하여 전체 학습자의 사고의 틀을 이해할 수 있게 한다. 이는 디브리퍼가 시나리오 참여자의 사고의 틀을 완전히 파악했지만, 모든 학습자가 동료의 사고과정과 행위를 이해하기를 원할 때 교육목적으로 활용할 수 있다(**표 1.5** 참고).

1980년대 후반 이후 가족 치료에서 사용된 교육적 전략과 대화 기법은 옹호-질문 기법을 보완한 '순환적 질문 기법Circular questioning'이다. 이 질문 기법은 시뮬레이션 디브리핑에서 팀워크 패턴을 살펴보기 위해 집중된 촉진 형태로 사용된다(Kolbe et al, 2016). 순환적 질문 기법의 주요 원리는 구별과 연관 짓기Distinctions and connections의 의사소통과정이라는 점이다(Brown, 1997). 질문을 하면서 차이를 구별하는 것은 모든 질문 유형의 기본이 되는 원칙이다. 이러한 차이에는 시간에 따른 구별("이 문제가 언제 시작되었나요?", "가장 어려웠던 적은 언제인가요?"), 사람 간의 구별("여러분 중 누가 이 치료법이 가장 적절하다고 생각했나요?"), 사람 내의 구별("당시에 어떠한 감정이나 생각에 의해 결정을 내린 것인가요?") 그리고 상황 간의 구별("어떠한 상황에서 문제가 가장 눈에 띄었나요?") 등이 있다(Brown, 1997). 연관 짓기는 행동에 대한 질문("당신은 그/그녀에게 …을 수행하라고 했을 때 어떠한 일이 발생했나요? 그 이후엔 어떠한 일이 일어났나요? 어떻게 끝이 났나요?"), 감정에 대한 질문("그가 당신을 무능하다고 했을 때 어떠한 감정이 생겼나요?"), 신념에 대한 질문("어려운 일을 수행할 때 누군가 도와주지 않으려고 하면, 어떠한 생각이 드나요?"), 의미에 대한 질문("그가 말한 것을 어떻게 이해했나요?"), 관계에 대한 질문("이러한 일이 발생했을 때, 팀에 어떠한 영향을 미친다고 생각했나요?") 등이 있다(Brown, 1997). 차이에 대한 질문과 연관 짓기가 통합된 순환적 질문 기법은 디브리핑 과정에서 여러 참여자와의 팀워크를 통한 토의를 유도하여 참여자가 경험한 시나리오를 더 완전하게 이해하도록 한다(Kolbe et al, 2016). 또한 이 기법은 앞에서 언급한 다양한 요인(예: 사람, 상황, 행동, 감정 등) 간의 상호관계에 대해 새로운 관점을 갖도록 도움을 주므로 옹호-질문 과정을 보완할 수 있다. 이는 인적 요인 과학Human Factors science의 SHELL 모형(소프트웨어-하드웨어-환경-라이브웨어-라이브웨어)의 상호관계와 직접 연관되어 있다. 즉, 임상적 맥락에서 소프트웨어는 실무지침, 치료법, 치료지침, 하드웨어는 의료기기, 환경은 임상세팅, 소음, 조명, 그리고 라이브웨어는 팀 리더와 팀원이라고 할 수 있다(Carayon, 2006).

하지만 시나리오의 학습목표, 사례의 복잡성, 참여자의 임상적 경험 수준, 시뮬레이션 환경에 대한 과거 경험, 시나리오 중 예상되는 이벤트, 시간적 여유, 전체 교과과정에서 시뮬레이션의 기능과 목적, 개인적 성격 및 참여자 간의 관계 등 일부 요인은 디브리핑의 설계와 구성에 영향을 미칠 수 있다(Fanning & Gaba, 2007). 이와 같은 요인은 디브리핑 과정에서 옹호-질문 기법을 사용할 때 고려해야 한다.

2.6 수행 격차를 좁히는 방법

수행 격차가 파악되면, 이는 적절한 조사적 분석과정을 통해 좁혀져야 한다. 그렇지 않으면 확인된 수행 격차는 지속되어 환자 돌봄이나 의료팀에게 해가 되는 반복적인 문제를 야기할 수 있다. 수행 격차를 좁히기 위해서는 다음의 3단계를 거친다(그림 2.1).

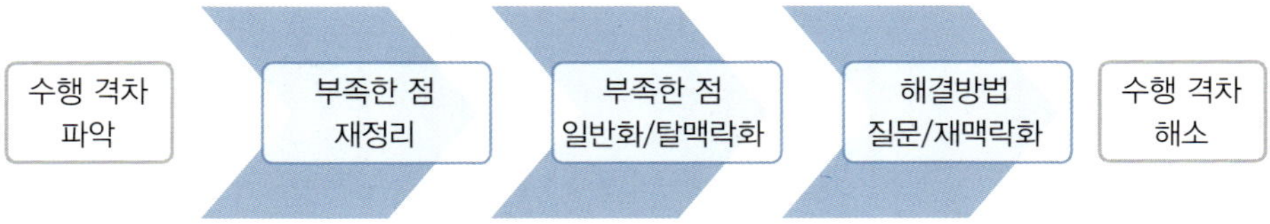

그림 2.1 디브리핑 동안 수행 격차를 좁히기 위한 3단계 접근법(Weinstock, 2013)

첫 번째 단계는 '재정리Repackaging'이다. 디브리퍼는 참여자가 인식한 사고의 틀과 행위 간의 인과관계 그리고 시나리오의 성공이나 실패 여부를 이해하는 것이 중요하다(Kuiper et al, 2008). 이는 디브리퍼가 시나리오 참여자가 말하거나 행동한 점을 재정리하여 정확히 해석한 것인지를 확인해야 한다는 것을 의미한다. 앞선 사례(3세 유아의 심폐소생술)에서 "지금 당신은 1분에 100회 흉부압박을 수행하기 전에 동료가 에피네프린의 골내 주입을 하도록 기다렸다고 말하는 것 같아요. 내가 이 상황을 정확하게 정리했나요?"라고 할 수 있다. 간결하고 직접적인 문구로 정리한 내용을 제시하면 일반적으로 학습자는 동의의 표시로 고개를 끄덕인다.

두 번째 단계는 '일반화Generalizing'이다. 디브리퍼는 이 단계를 활용하여 나머지 팀원이 토의에 참여하도록 한다. 때때로 수행 격차가 해소되기 이전에 일반화 단계는 쉽지 않아서, 사후에 논의될 수 있다. 모든 학습자가 유사한 수행 격차가 발생할 수 있는 관련된 상황을 연상하기 위해 토의의 범위를 확장하는 것은 언제나 흥미롭다.

앞선 사례(3세 유아의 심폐소생술)에서, 일반화는 "심폐소생술은 분명 여러 사람이 어려운 행위를 동시에 수행해야 하는 상황입니다. 이러한 상황이 발생하면 수행해야 할 여러 가지 행위가 동시에 긴급해 보여서, 어떠한 일을 먼저 수행해야 할지 결정하기가 어렵습니다. 다른 중재나 상황에서 이러한 우선순위가 상충하는 경험을 한 사람이 있나요?"와 같은 표현으로 활용될 수 있다. 이러한 상황에 대한 탈맥락화는 방금 발생한 시나리오와 관련되지 않은 모든 학습자에게서 디브리핑을 통해 도움이 될 수 있는 유사한 다른 사례를 보고하도록 한다.

세 번째 단계는 현재 시나리오로 다시 돌아가 학습자에게 해결방법을 묻는 것으로, 이는 부족한 점을 '재맥락화Decontextualisation'하는 것이다. 해당 사례에서 수행 격차가 있었던 참여자가 피드백을 제시하는 것이 동료나 디브리퍼가 제시하는 피드백보다 그 효과가 더 크다. 이는 부정적으로 인식될 가능성이 더 낮기 때문에 디브리퍼가 수행 격차가 있는 참여자에게 먼저 자신의 행위를 말로써 자가 피드백을 하도록 요청해야 하는 이유이다. "소아 심폐소생술 임상 사례에서 산소공급, 흉부압박, 에피네프린 골내 주입 등 3가지 행위를 동시에 진행하였습니다. 심폐소생술 중 골내 주입을 통한 에피네프린의 투여가 흉부압박보다 우선순위가 되나요? 그게 나의 질문입니다!" 참여자가 이 질문에 답변하지 못한다면, 다른 팀원에게 질문하여 진행한다. 1분에 100~120회의 흉부압박을 통해 혈액이 주요 장기에 순환되도록 하는 것이 중요하기 때문에 소아 심폐소생술의 경우 ABC에서 'C(circulation, 혈액순환)'가 에피네프린 주입보다 우선순위를 가진다는 점을 지적할 수 있게 한다. 흉부압박은 혈액순환이 불충분하거나 중단되지 않도록 돕고 주입된 에피네프린이 몸 전체에 순환하여 적절하게 퍼질 수 있도록 돕는다. 이는 국제 소아 심폐소생술 지침에서 제시한 소아의 심장마비 관리지침에 기반한 것이다(Biarent et al, 2010). 참여자의 심층적인 성찰이 이루어지지 않으면 이러한 답변은 도출되지 않는다. 참여자로부터 이러한 답변이 나오지 않는다면 이제 남은 것은 디브리퍼의 지시적 피드백뿐이다. 이러한 상황에서 디브리퍼는 올바른 심폐소생술 방법을 직접 설명하지 않고 단계별로 접근하도록 한다. 예를 들어, "의식이 없는 아이가 살아 있다는 신호를 보이지 않기 때문에 기도를 유지하고 산소공급을 시작합니다. 아이가 여전히 숨을 안 쉬고 살아 있다는 신호가 없다면, 그 다음에는 무엇을 해야 할까요?" 학습자 누구도 해결 방안을 생각해내지 못하면, 디브리퍼는 수행 격차를 해소해야 한다. 모든 학습자가 관리 방안을 제대로 이해하고 조사된 수행 격차가 해결되도록 하는 것이 중요하다. 이 과정은 디브리핑에서 시간이 걸리는 매우 중요한 측면이다. 시뮬레이션 기반 교육과정에서 "디브리퍼에서 학습자로의 지식의 전이"가 이루어지기 때문에 구조화된 디브리핑 단계에 따라 신중하게 진행하고 충분한 시간을 사용하여 수행 격차를 해소할 수 있도록 한다.

단계적 접근법은 학습자가 충분한 심박출량을 확보하기 위해 흉부압박을 조기에 수행해야 하고, 에피네프린이 이를 대체하는 것이 아니라 추가로 사용된다는 점을 이해하도록 돕는다. 이렇게 유도된 성찰학습과정에서 학습자는 의료관리 전략이 일부 경우에는 서로 상충하며 환자의 치료 결과를 위해 올바른 임상적 판단을 해야 하는 보완적인 절차가 축적된 것임을 깨닫게 된다. "향후 이러한 문제를 극복할 수 있는 전략을 생각해 볼까요?"라고 질문하여 토의를 확장하는 것도 흥미로울 것이다. 관리방법의 병태생리학을 참고하면 행위 간의 상대적인 우선순위를 명확히 파악할 수 있으며, 어려운 상황에서 이러한 행위의 우선순위를 결정하는 데 유용하다. 앞의 사례에서 권고사항은 골내 주입과정이 어려운 경우, 흉부압박을 늦춰야 한다고 제시하지 않았을 뿐만 아니라 흉부압박 횟수를 1분에 100~120회로 유지해야 된다고 하지도 않았다는 점에 유의해야 한다.

다음 시뮬레이션 시간이나 임상실습을 가기 전 참여자는 수행 격차, 행위의 미숙한 부분 그리고 실수를 극복하는 것이 중요하기 때문에 개별적 및 팀 목표에 초점을 두는 것이 중요하다. 설정된 목표를 강조하여 수행의 방향을 제시하고 동기를 부여하여 학습자로부터 기대되는 행위를 유지하도록 한다(Gardner et al, 2016). 시뮬레이션 실습에서 실제 임상 현장으로 '지식의 전이'가 되어가는 과정은 시뮬레이션 기반 교육의 효과를 가장 잘 보여주는 실제 사례가 된다.

2.7 수행 격차의 해소를 확인하는 방법

그림 2.1의 접근법을 통해 수행 격차가 좁혀졌다고 판단되면, RUST 지침에 제시되어 있듯이 디브리퍼는 피드백을 통해 학습의 효과를 확인한다(Karlsen, 2013)(그림 1.2 참고). 피드백은 자가 피드백, 동료 피드백, 디브리퍼의 지시적 피드백의 3가지가 있다(**1.8.1** 및 **1.8.5** 참고). 자가 피드백은 학습자 중심의 접근법으로 학습자에게 "다시 수행한다면, 어떻게 다르게 하겠습니까?", "동일한 시나리오를 지금 수행해야 한다면, 접근법은 어떻게 달라질까요?", "오늘밤 병원에서 동일한 사례를 다루게 된다면, 학습한 점 중 어떠한 점을 특히 고려하겠습니까?" 등을 간단히 질문하기 때문에 수행 격차를 해소하는 데 매우 효과적이다.

디브리핑 중 제시한 질문에 대한 답변을 모두 다시 언급한다. 모두 언급되지 않은 경우 디브리퍼는 "그리고 또 없나요?"라고 추가적인 질문을 한다. 가장 효과적인 진행방법은 질문 접근법을 통해 지속적인 촉진자로서의 역할을 하는 것이다. "오늘 무엇을 배웠나요?"라고 시작하여, 검토한 모든 학습요점이 언급될 때까지 "또 없나요?"라고 계속 질문한다.

디브리퍼는 팀원에게 모든 학습요점을 완벽하게 다시 습득하게 하여 디브리핑의 학습가치를 확보하게 해 준다. 이는 디브리핑의 RUST 지침에서 '핵심메시지Take-home message' 단계에 해당된다(Karlsen, 2013)(그림 1.2 참고). 요약이 완전히 이루어지지 않으면, 디브리퍼는 직접 해결방법을 알려주기보다는 학습자에게 힌트를 제공하여 스스로 답변을 찾도록 한다. 이러한 디브리퍼의 노력에도 불구하고 학습자가 개선점을 완전하게 학습하지 않는다면, 이 디브리핑은 비효율적이다.

2.8 요약 및 종결 단계의 진행방법

디브리핑의 요약과 종결은 수 분 이내에 마치도록 한다(Weinstock, 2013). 요약과 종결 시간을 짧게 운영하여 호의적인 학습 환경을 유지하도록 한다. 촉진자는 긍정적인 이미지를 학습자에게 제시하여 열의를 갖고 도움을 주도록 한다. 디브리퍼는 너무 자세하게 설명하지 않도록 하며 치료절차나 알고리즘, 특정 CRM 이슈 등 디브리핑에서 이야기한 점을 요약하도록 한다. 디브리퍼가 참여자에게 "오늘 무엇을 배웠나요?"라고 질문하는 것이 더 좋다. 참여자가 기억하여 대답한 다음, 디브리퍼는 또 질문할 수 있다. 일반적으로 학습자 중 일부는 공부할 참고문헌이 부족하다고 느낄 수 있다. 다른 학습자는 특정 절차를 여러 번 반복하여 연습할 필요가 있다고 할 수 있다. 이들에게 디브리퍼는 시뮬레이션 시간의 주제에 대한 권고사항을 설명하는 자료를 주거나 시뮬레이션 센터에 다시 방문해서 정확한 절차를 실습할 기회를 준다면 좋아할 것이다. 참여자의 질문에 대한 디브리퍼의 반응을 도구상자라고 한다. 이는 시뮬레이션 상황(지식과 기술)에 대한 이해를 높이는 보완적 도구로 기능하거나 학습자가 다시 방문하여 특정 기술을 연습할 기회를 제공하기 때문에 도구상자라고 한다. 도구상자는 학습자와 공유하는 시나리오 템플릿 마지막에 있는 참고문헌과 웹사이트 목록에 포함되어 있기도 하다(Alinier, 2011).

디브리핑의 종결 단계에서 디브리퍼는 참여자에게 감사의 말을 전하고, 모든 것을 비밀로 하며, 모두에게 유용한 경험이 되기를 바란다고 말한다. 예를 들어, "디브리핑에 적극적으로 참여해 주셔서 감사합니다. 이번 디브리핑에서 논의한 모든 사항은 비밀로 유지되어야 합니다. 이번 시뮬레이션 경험이 여러분의 향후 임상현장에서 도움이 되기를 바랍니다."

'교육자'가 된다는 것은 중요한 책임을 지는 일임을 항상 기억해야 한다. 특히 시뮬레이션 실습 교육에서 디브리퍼나 교수자의 역할을 수행할 때 더욱 그렇다. 디브리핑 과정은 학습자에게 전체 시뮬레이션 세션에 대한 인식에 큰 영향을 미칠 수 있다(Der Sahakian et al, 2015; Rall et al, 2000).

2.9 주요 디브리핑 요약 문구

디브리핑에 구조화된 접근법을 유지하는 것은 어려운 일이다. 질문 문구를 적절히 사용해서 진행하지 않으면, 학습자는 디브리핑 시간이 너무 길고, 반복적이며, 관련성 없는 토의를 하고 있다고 느낄 수 있다. 디브리핑 진행의 특정 단계에서 사용하기에 적절한 문구나 질문의 목록을 활용하는 것은 디브리퍼에게 유용하다(그림 2.2). 제시된 문구나 질문 목록은 저자의 개인적인 경험과 디브리핑 관련 문헌에서 참고하였다(Arafeh et al, 2010; Cheng et al, 2015a; Eppich & Cheng, 2015; Gardner, 2013; Jaye et al, 2015; Kolbe et al, 2016; Kriz, 2008; Lavoie et al, 2015; Sawyer & Deering, 2013).

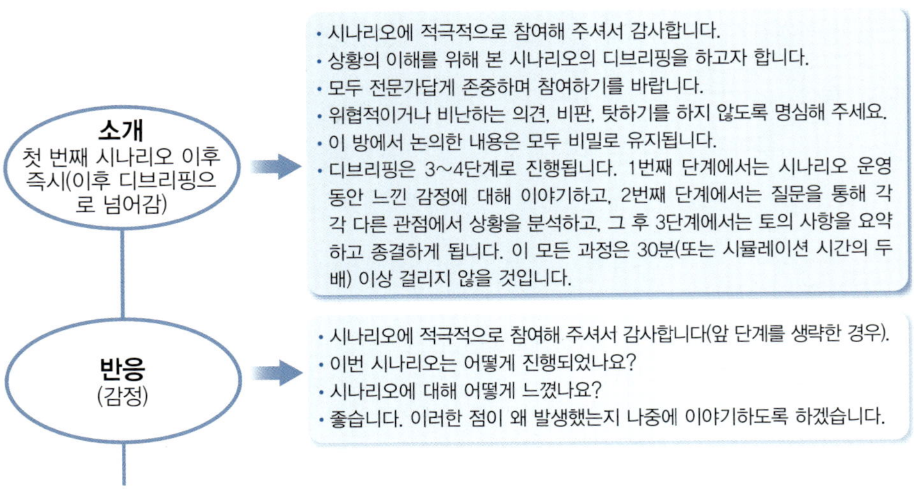

그림 2.2 주요 디브리핑 문구와 질문

분석
탐구, 이해, 재정리, 일반화

- 시나리오는 무엇에 관한 것이었나요?
- 환자에겐 어떠한 일이 발생했나요?
- 당신과 팀에게 성공적이었나요?
- 시나리오 중 어떠한 점이 어려웠나요?
- 어떻게 진행되어야 했고 실제 어떻게 되었나요?
- 그러한 일이 왜 발생했다고 생각하나요?
- 어떠한 어려운 점이 있었나요?
- …라고 말해 주었는데, 좀 더 구체적으로 말해 줄 수 있나요?
- …에 대해 좋은 점을 지적해 주었는데, 당시에 나머지 팀원들이 이를 알고 있었나요?
- 여러분 중 몇 명이 …라고 말했는데, 다들 그렇게 생각하는지, 이를 좀 더 논의하고 싶습니다.
- 이번 시나리오는 정확히 어떠한 상황인지 모두들 파악하였나요?
- 해당 사례에 대해 좀 더 논의하고 싶습니다.
- 나는 …로 인해 치료 시작이 늦춰진 것을 관찰했습니다.
- 나는 …로 인해 이러한 점이 우려가 됩니다.
- 나는 여러분이 수행할 때 …을 관찰했는데, 그 이유가 무엇인가요?
- 나는 이러한 행위를 수행하지 않은 이유에 대해 궁금합니다.
- 나는 다른 행위가 아닌 이러한 행위를 수행한 이유에 대해 궁금합니다.
- 나는 수행 당시 무슨 생각을 했는지 궁금합니다.
- 이렇게 말씀해 주었는데, 정확한 해석입니까?
- 향후에 이를 극복하기 위한 어떠한 전략을 생각해 볼 수 있을까요?
- 어떻게 하면 예방할 수 있었을까요?
- (모두에게) 이제 이해가 됩니까?

요약

- 이번 시나리오에서 잘 진행된 점은 무엇인가요?
- 이번 사례에서 무엇을 배울 수 있었나요?
- 향후 비슷한 상황에서 어떠한 점을 개선할 수 있을까요?
- 다시 해야 한다면, 어떻게 달라질 수 있을까요?
- 더 나은 방식으로 수행할 수 있었을까요?
- 이번 시나리오에서 저희가 무엇을 토의하였죠?
- 또 다른 점 없나요?
- 동일한 시나리오를 지금 수행해야 한다면, 접근법은 어떻게 달라질까요?
- 오늘밤 병원에서 동일한 사례를 다루게 된다면, 학습사항 중 어떠한 점을 특히 고려하겠습니까? 오늘 무엇을 배웠나요?
- 이번 사례에서 배운 핵심 학습요점 하나를 알려주세요.

종결이나 결론

- 질문 있나요?
- 시나리오와 디브리핑에 참여해 주셔서 감사합니다.
- 이번 디브리핑에서 토의한 모든 사항은 비밀로 유지할 것입니다.
- 이번 시나리오와 디브리핑을 비밀로 유지하여 동료들의 학습 기회에 방해가 되지 않도록 해 주세요. 이번 시뮬레이션 경험이 여러분의 임상 현장에 도움이 되기를 바랍니다.

그림 2.2 **주요 디브리핑 문구와 질문** (계속)

참고문헌

Alinier G (2011) Developing high-fidelity health care simulation scenarios: a guide for educators and professionals. Simul Gaming 42(1):9-26

Arafeh JM, Hansen SS, Nichols A (2010) Debriefing in simulated-based learning: facilitating a reflective discussion. J Perinat Neonatal Nurs 24(4):302-309

Biarent D, Bingham R, Eich C, López-Herce J, Maconochie I, Rodríguez-Núñez A et al (2010) European resuscitation council guidelines for resuscitation 2010 section 6. Paediatric life support. Resuscitation 81(10):1364-1388

Brown J (1997) Circular questioning: an introductory guide. ANZJ Fam Ther 18(2):109-114

Carayon P (2006) Human factors of complex sociotechnical systems. Applied Ergonomics 37(4):525-535

Carbo AR, Tess AV, Roy C, Weingart SN (2011) Developing a high-performance team training framework for internal medicine residents: the ABCs of teamwork. J Patient Saf 7(2):72-76

Cheng A, Palaganas JC, Eppich W, Rudolph J, Robinson T, Grant V (2015a) Co-debriefing for simulation-based education: a primer for facilitators. Simul Healthc 10(2):69-75

Cheng A, Grant V, Dieckmann P, Arora S, Robinson T, Eppich W (2015b) Faculty development for simulation programs: five issues for the future of debriefing training. Simul Healthc 10(4):217-222

Cheng A, Grant V, Robinson T, Catena H, Lachapelle K, Kim J et al (2016a) The Promoting Excellence and Reflective Learning in Simulation (PEARLS) approach to health care debriefing: a faculty development guide. Clin Simul Nurs 12(10):419-428

Cheng A, Morse K, Rudolph J, Arab AA, Runnacles J, Eppich W (2016b) Learner-centered debriefing for health care simulation education: lessons for faculty development. Simul Healthc 11(1):32-40

Der Sahakian G, Alinier G, Savoldelli G, Oriot D, Jaffrelot M, Lecomte F (2015) Setting conditions for productive debriefing. Simul Gaming 46(2):197-208. doi:10.1177/1046878115576105

Dreifuerst KT (2015) Getting started with debriefing for meaningful learning. Clin Simul Nurs 11(5):268-275

Eppich W, Cheng A (2015) Promoting Excellence and Reflective Learning in Simulation (PEARLS): development and rationale for a blended approach to health care simulation debriefing. Simul Healthc 10(2):106-115. doi:10.1097/sih.0000000000000072

Falchikov N (2007) The place of peers in learning and assessment. In: Boud D, Falchikov N (eds) Rethinking assessment in higher education: learning for the longer term. Routledge, Abingdon, pp 128-143

Fanning RM, Gaba DM (2007) The role of debriefing in simulation-based learning. Simul

Healthc 2(2):115-125

Gangaram P, Alinier G, Menacho AM (2017) Crisis Resource Management in Emergency Medical Settings in Qatar. International Paramedic Practice 7(2):18-23

Gardner R (2013) Introduction to debriefing. Semin Perinatol 37:166-174

Gardner AK, Diesen DL, Hogg D, Huerta S (2016) The impact of goal setting and goal orientation on performance during a clerkship surgical skills training program. Am J Surg 211(2):321-325

Janis IL (1971) Groupthink. Psychol Today 5(6):43-46

Jaye P, Thomas L, Reedy G (2015) 'The Diamond': a structure for simulation debrief. Clin Teach 12(3):171-175

Joëls M, Pu Z, Wiegert O, Oitzl MS, Krugers HJ (2006) Learning under stress: how does it work? Trends Cogn Sci 10(4):152-158

Karlsen R (2013) Stable program. Adaptation of the RUS model. Original work from the Center for Medical Simulation (D.R.), Cambridge, MA, USA

Kolbe M, Marty A, Seelandt J, Grande B (2016) How to debrief teamwork interactions: using circular questions to explore and change team interaction patterns. Adv Simul 1(1):29

Kriz WC (2008) A systemic-constructivist approach to the facilitation and debriefing of simulations and games. Simul Gaming 41(5):663-680

Kuiper R, Heinrich C, Matthias A, Graham MJ, Bell-Kotwall L (2008) Debriefing with the OPT model of clinical reasoning during high fidelity patient simulation. Int J Nurs Educ Scholarsh 5:Article17. doi:10.2202/1548-923X.1466

Lavoie P, Pepin J, Cossette S (2015) Development of a post-simulation debriefing intervention to prepare nurses and nursing students to care for deteriorating patients. Nurse Educ Pract 15(3):181-191

Paul R, Elder L (2007) Critical thinking: the art of Socratic questioning. J Dev Educ 31(1):36

Rall M, Manser T, Howard SK (2000) Key elements of debriefing for simulator training. European Journal of Anaesthesiology 17(8):516-517

Rudolph J, Simon R, Dufresne R, Raemer D (2006) There's no such thing as "nonjudgmental" debriefing: a theory and method for debriefing with good judgment. Simul Healthc 1(1):49-55

Rudolph J, Simon R, Rivard P, Dufresne R, Raemer D (2007) Debriefing with good judgment: combining rigorous feedback with genuine inquiry. Anesthesiol Clin 25(2):361-376. doi:10.1016/j.anclin.2007.03.007

Rudolph J, Simon R, Raemer D, Eppich WJ (2008) Debriefing as formative assessment: closing performance gaps in medical education. Acad Emerg Med 15(11):1010-1016

Rudolph J, Raemer D, Arnold J, Allan C, Remke D, Reid J (2017) Debriefing as a tool for closing performance gaps. Paper presented at the International Pediatric Simulation Symposia and Workshop (IPSSW), 1–3 June 2017, Boston, MA, USA

Russell NJC (2011) Milgram's obedience to authority experiments: origins and early evolution. Br J Soc Psychol 50(1):140–162

Savoldelli GL, Naik VN, Hamstra SJ, Morgan PJ (2005) Barriers to use of simulation-based education. Can J Anesth 52(9):944–950

Sawyer TL, Deering S (2013) Adaptation of the US Army's after-action review for simulation debriefing in healthcare. Simul Healthc 8(6):388–397

Sigalet E, Blackie B, Davies J, Brisseau G, Schnurman D, Krizan A, et al. (2015). Workshop: feedback by design for an interprofessional audience. Paper presented at the 1st middle east conference on interprofessional education. 4–5 December 2015, Doha, Qatar

Weinstock P (2013) Boston Children's Hospital simulator program, simulation instructor workshop, Harvard University, Boston. Personal communication. March 2013

3

일반적인 권고사항과 특정 이슈

Pocket Book for Simulation Debriefing in Healthcare

이번 장은 어려운 디브리핑 상황을 예방하고 다룰 수 있는 일반적인 디브리핑 팁과 권고사항 등 시뮬레이션 교육자에게 도움이 되는 내용으로 시작하고, 그 다음으로 공통적인 이슈나 자주 논의되는 사항을 다루었다. 디브리핑 과정에서 녹화 비디오의 활용 여부는 자주 논의되었던 사항으로, 지금까지도 논쟁거리이다. 유사하게 시나리오 내 디브리핑의 활용은 관련 참고문헌을 이용하여 제시하였다. 디브리핑을 진행하는 시뮬레이션 기반 교육을 새로 접하는 학습자에게 고려할 수 있는 접근법은 완전한 시연을 라이브로 보여주거나 전체과정을 녹화하여 제공하는 것이다. 반면, 시뮬레이션 교육자가 경험하는 현실적인 딜레마는 시뮬레이션과 관련하여 학습자와의 비밀 유지 이행 및 참여자의 우려스러운 수행이나 행위와 관련된 사항이다. 디브리핑 기법에 영향을 미치는 빠른 주기로 계획된 실습Rapid Cycle Deliberate Practice(RCDP)을 소개하였으며, 마지막으로 기존에 사용하고 있는 디브리핑 평가도구를 간략히 검토하고자 한다.

3.1 일반적인 디브리핑 팁

디브리핑은 시나리오 중 참여자의 수행 격차를 다루어야 하기 때문에 디브리퍼에게 어렵게 느껴질 수 있다. 학습자의 행위와 행위의 결정을 요령 있게 풀어내는 것은 어려울 수 있으며, 이는 디브리퍼의 시나리오에 대한 지식, 학습목표, 참여자의 다른 팀원, 환자 및 환경과의 상호작용에 대한 긴밀한 주의에 달려 있다. 디브리퍼와 학습자 간의 성공적인 의사소통은 시뮬레이션 진행 중 형성된 전문가적 존중과 신뢰에 영향을 받는다(Decker et al, 2013). 디브리핑은 학습자가 발생한 상황에 대해 성찰함으로써 학습목표를 완전히 달성할 수 있도록 하므로 시뮬레이션 기반 교육에서 중요한 단계이다(Alinier, 2011).

디브리퍼는 학습자의 긍정적인 학습성과를 유도하기 위하여 효과적인 의사소통 기술과 심리적 인지 기법을 활용한다. 다른 교육자로부터 제시된 유용한 디브리핑 팁(Der Sahakian et al, 2015; Gardner, 2013; Jones & Alinier, 2015; Mayville, 2011)은 다음과 같다. 디브리핑 전 고려해야 할 팁은 **표 3.1**에, 디브리핑 중 고려해야 할 팁은 **표 3.2**에, 그리고 디브리핑 후 고려해야 할 팁은 **표 3.3**에 제시하였다. 디브리핑 전, 중, 후와 상관없이 이와 같은 팁은 관찰자를 포함한 모든 학습자에게 유용하다(O'Regan et al, 2016).

표 3.1 디브리핑 전 고려해야 할 디브리핑 팁 목록

- 시뮬레이션 시작 시 상호존중과 비밀 유지에 대한 사항과 기본규칙을 수립한다.
- 상호 간의 신뢰를 위해 학습자와 친밀한 관계를 형성한다.
- 디브리핑에서 비디오 시청을 활용한다면, 시나리오 과정 중 발생했던 특정 사건의 시간을 표시하거나 기록해둔다.
- 참여자에게 적절히 질문하여 디브리핑이 필요한 수행 요소를 머릿속이나 서면으로 기록한다.
- 참여자의 즉각적인 반응을 파악하기 위해 시뮬레이션 후 즉시 디브리핑을 실시한다.
- 시뮬레이션 과정이나 기술적인 측면을 비판하는 것에 대해 방어하지 말고 시뮬레이션의 한계를 인정하고 실제 상황과 관련시킨다.

표 3.2 디브리핑 중 고려해야 할 디브리핑 팁 목록

- 시나리오 참여자에게 항상 감사의 말을 전한다.
- 시나리오를 자연스런 결론에 이르기 전에 끝냈다면, 이유에 대해 간략히 이야기한다(학습 목표를 상기시킨다).
- 학습자가 다른 학습자에게 표현하는 디브리핑 의견을 적절히 관리한다.
- 감정과 교육 측면의 균형을 맞추기 위해 참여자에게서 시나리오를 탈맥락화한다.
- 일반적인 반응 단계부터 시작하여 구조화된 디브리핑 접근법을 유지한다.
- 처음 경험한 시나리오 참여자에게 먼저 이야기하도록 하게 한다.
- 개방형 질문(무엇을, 왜, 어떻게 등) 기법을 사용하여 학습자가 전달하고자 하는 바를 파악한다.

표 3.2 디브리핑 중 고려해야 할 디브리핑 팁 목록 (계속)

- 질문을 이용하여 학습자가 심층적인 성찰과 참여를 할 수 있도록 한다.
- 학습자가 질문에 바로 답하지 않는다고 해서 답을 말하지 않는다.
- 참여자가 반응이 없을 때 다른 문장으로 바꾸어 질문을 한다.
- 학습자가 자신의 질문에 답하도록 한다.
- 경청을 하여 지속적으로 학습자의 참여가 이루어질 수 있도록 한다.
- 침묵을 하거나 잠시 멈추어 학습자로부터 대답이 더 나올 수 있도록 유도한다.
- 조용한 학습자에게 질문하여 다른 학습자가 한 이야기에 대해 의견을 제시하도록 한다.
- 관찰자를 포함한 모든 학습자를 디브리핑 토의에 참여하도록 한다.
- 반응 단계 후 참여자에게 질문하여 디브리핑이 필요한 모든 요소를 서면으로 기록하면서 운영한다.
- 토의를 독점하여 학습자의 참여를 방해하지 않도록 한다.
- 관찰이나 의견을 위협적이지 않은 방식으로 제시한다.
- 디브리핑 시 비디오 시청은 반드시 필요하고 유용하며, 참여자에게 위협적이지 않은 경우에만 활용한다.
- 시나리오를 통해 배운 학습요점에 대해 모든 학습자에게 개별적으로 확인한다.

표 3.3 디브리핑 후 고려해야 할 디브리핑 팁 목록

- 시나리오 템플릿에서 변경해야 할 것이 있는지 확인한다(브리핑, 환자 진단명, 기록, 협력자 또는 대본 등).
- 학습자가 디브리핑에 어떻게 반응했는지를 고려하여 디브리퍼로서 자신의 운영방식을 지속적으로 성찰한다.
- 학습자가 자신을 어떻게 받아들이는지 고민하고 자신의 디브리핑에서 학습자가 무엇을 배웠는지 생각한다.
- 공동-디브리퍼와 학습자로부터 자신의 디브리핑 접근법에 대해 피드백을 받는다.
- 본서의 4장을 활용하여 디브리핑에 대한 개인일지를 이용하여 중요한 디브리핑 학습사건이나 상황을 기록한다.

3.2 디브리핑 준비를 위한 체크리스트 활용

디브리핑 준비나 실제 운영에 있어 누락된 점이 없도록 체크리스트를 활용하는 것은 매우 유용하다. 특히 체크리스트는 공동-디브리퍼와 함께 디브리핑을 조화롭게 진행할 수 있도록 도움을 준다. 체크리스트에 포함된 주요 항목은 Cheng 등(2015b)의 연구에서 제시되었으며, 이를 그림

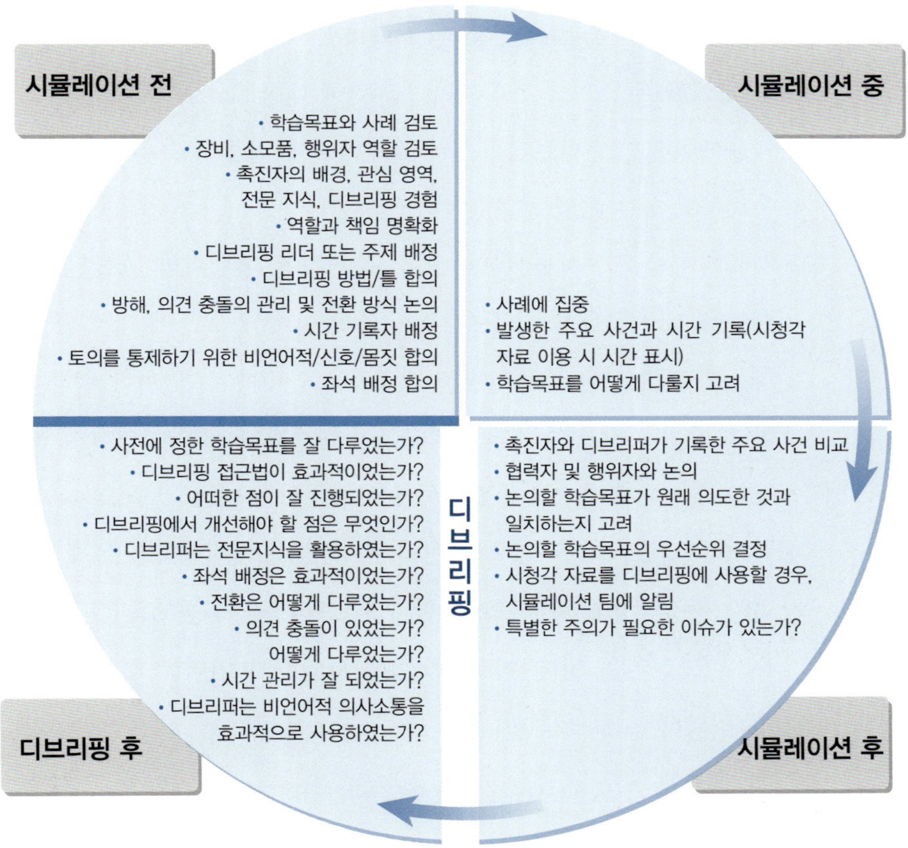

그림 3.1 좋은 디브리핑을 위한 체크리스트(Cheng 등, 2015b)

3.1에 제시하였다. 디브리핑은 즉흥적으로 진행하는 것이 아니며 효과적인 진행을 위하여 디브리퍼는 시뮬레이션 단계에 따라 준비되어 있어야 한다. 체크리스트는 Cheng 등(2015b)의 연구를 기반으로 하였으며, 4단계로 구성되어 있다.

- 시뮬레이션 전: 예측되지 않은 상황을 예방하기 위해, 특히 디브리핑을 공동으로 운영할 때 시뮬레이션 세션 전에 해야 할 일이다. 체크리스트에는 학습목표 검토, 시나리오 이벤트의 이해, 역할과 책임에 대한 동의 그리고 디브리핑 전략에 대한 요소가 포함된다.
- 시뮬레이션 중: 디브리퍼가 시뮬레이션에 집중하고 디브리핑에서 논의하고 싶은 이벤트를 기록하도록 한다.
- 시뮬레이션 후: 시뮬레이션 이후 촉진자는 행위자와 관찰된 우려사항을 서로 공유하고 디브리핑을 해야 할 주요 요소에 대해 확인한다. 체크리스트는 디브리핑 진행과정을 안내할 수 있어야 한다. 또한 미리 의도된 학습목표와 비교하여 학습자가 실제 시연한 학습목표를 신속하게 합의하여 적절하게 우선순위를 배정하도록 한다.
- 디브리핑 후: 디브리퍼는 자신의 운영 방식을 개선하기 위해 디브리핑 운영과정을 성찰하도록 한다. 디브리핑을 공동으로 진행한 경우, 디브리퍼는 함께 체크리스트를 확인하여 어떠한 접근법이 더 효과적인지 서로 토의한다.

3.3 비디오 활용 관련 이슈

시나리오 기반의 시뮬레이션 교육에서 생생한 시나리오의 흐름과 기록을 위하여 흔히 오디오-비디오 시스템을 활용한다(Alinier, 2007). 오디오-비디오 시스템을 활용한 시뮬레이션 교육이 항상 학습에 장점이 있는 것은 아니지만(Savoldelli et al, 2006; Sawyer et al, 2012), 디브리핑 시작 단계에서 참여자가 다른 관점에서 자신의 경험을 떠올리도록 돕기 위하여 몇몇 교육자는 촉진자가 시나리오의 일부 비디오 클립을 재생시키거나(Hamilton et al, 2012) 시나리오 전체 비디오를 재생시키는(Dusaj, 2014) 비디오를 활용한 디브리핑을 선호한다.

비디오를 활용한 디브리핑은 학습자가 객관적인 기록을 통하여 자신의 행동을 검토하도록 한다. 이러한 비디오를 활용한 디브리핑은 적절한 지침이 필요하다.

시뮬레이션 교육에 관한 4개의 연구에서 비디오를 활용한 디브리핑과 비디오를 활용하지 않은 디브리핑을 비교한 결과, 두 방법은 차이를 보이지 않았다(Cheng et al, 2014). 간호학생을 대상으로 한 연구에서 언어적인 디브리핑만을 활용한 그룹과 비디오를 활용한 그룹을 비교했을 때, 비디오를 활용한 그룹에서 지식이 더 증가하였을 뿐만 아니라 술기가 더 향상되었고 반응시간은 더 짧았으나(Chronister & Brown, 2012), 다른 연구에서는 실제적인 차이가 나타나지 않았다(Savoldelli et al, 2006). 디브리핑 방법을 비교하는 데는 여러 가지 요인이 개입될 수 있으며, 비디오 장면 사용을 실험 처치로 하는 연구에서 여러 방법으로 구현될 수 있다. 비디오는 디브리핑 시작 전에 재생될 수 있고, 논의할 만한 가치가 있을 때마다 재생되거나 중지될 수 있으며, 표시된 일부만 재생하여 특정 이벤트를 강조할 수도 있다. 비디오 활용에 관한 무작위 연구(비디오 활용 디브리핑 대 비디오를 활용하지 않은 디브리핑)에서, 간호학생의 경험은 아주 작은 차이만 보였고, 특히 이론과 실제 상황을 연계하는 데 도움이 되는 정도에서만 차이를 보였다(Reed et al, 2013). 최근 오스트레일리아에서 수행된 연구에서, 24명의 전문 디브리퍼는 비디오가 디브리핑에서 보조적으로 활용될 수 있다는 데 의견을 같이 했지만, 사용 수준은 항상 사용하는 경우부터 거의 사용하지 않는 경우까지 다양하였다(Krogh et al, 2015). 연구자는 디브리핑 시에 최적의 비디오 활용은 학습자 중심의 교육목적에 맞게 추출된 몇 개의 짧은 비디오 클립을 선택하는 것이라고 하였다(Krogh et al, 2015).

요약하자면, 디브리퍼가 학습성과를 최대화하기 위하여 비디오를 실용적으로 사용하고자 할 때, 디브리퍼는 관찰 근거로 제시하기 위하여 비디오 클립을 선택적으로 사용해야 한다. 이러한 비디오 클립은 시나리오를 중립적인 입장에서 보여주어야 하며, 참여자의 특정 행동에 대한 반응을 수집하기 위한 질문과 관련된 것이어야 한다. 전체 시나리오를 일상적으로 재생하는 방식은 요점을 충분히 강조하지 못하고 너무 많은 시간이 소요되므로 선호되지 않는다. 이와 유사하게 비디오 클립을 지시적인 피드백을 강화하는 방식으로 사용하지 말아야 하며, 이러한 방식은 참여자에게 매우 불쾌감을 줄 수 있다. 특정한 클립을 보여주며, "여기서 무엇을 잘못했는지 보세요!"라고 말하는 것은 참여자로 하여금 심한 좌절감을 느끼게 할 수 있다.

학습성과를 극대화하기 위하여 시뮬레이션 세션의 오디오-비디오 기록 기능을 유용하게 활용하는 것은 시나리오 자체가 아니라 디브리핑이 이루어지는 동안이라는 것을 초보 디브리퍼는 알아야 한다. 초보 디브리퍼는 동의를 얻어 참여자에게 디브리핑하는 자신의 행위를 비디오로 기록하고 다른 동료와 그 비디오를 검토함으로써 자신의 성찰과정을 안내받을 수 있다. 이러한 과정은 초보 디브리퍼의 디브리핑 수행을 향상시키거나 완벽하게 만들 수 있으며, 결국 학습자의 학습성과를 향상시킬 수 있다(Arafeh et al, 2010).

3.4 시나리오 내 타임-아웃 사용 이슈

참여자에게 피드백을 제공하거나 디브리핑을 시작하기 위하여 시나리오의 중지와 재개를 반복하는 방식인 'stop and go' 방식은 '교수자 중심' 혹은 '훈련자 주도'로 인식될 수 있는 전략이며(Alinier, 2007), 이러한 전략은 참여자가 '잘못된 길'로 가기를 원치 않는 교육자의 과잉보호로 인하여 이용될 수 있다. 이러한 방식은 참여자가 잘못된 학습이나 잘못된 수행을 멈추는 데 도움이 된다고 인식될 수 있다. 그러나 시나리오 중지와 재개를 반복하는 방식은 현재의 사고과정과 행동의 실제 결과에 대한 참여자의 학습을 방해할 수 있다.

일단 촉진자에 의해 이러한 방식이 시나리오에 적용되면, 특히 시나리오를 실제로 일시 중지하는 방식으로 진행되는 경우, 근본적으로 시뮬레이션의 충실도 수준을 낮춘다. 이와 같은 중단은 참여자가 시나리오에 참여하는 방식과 자신의 '환자'에게 제공하려는 처치의 실제 흐름에 영향을 미칠 수 있다. Van Heukelom 등(2010)의 연구에서 참여자는 자신의 올바른 행동과 올바르지 않은 행동을 이해하는 데 있어 시뮬레이션 후의 디브리핑Post-simulation debriefing이 더욱 효과적이므로 이러한 방식을 선호하였다. 시뮬레이션 도중 이루어지는 디브리핑In-simulation debriefing은 시나리오의 일부라기보다는 하나의 독립된 이벤트로 실무의 술기 훈련에 더 적합하다.

'비지시적인 피드백'은 시나리오 동안 촉진자에 의해 또는 참여자에게 유용한 제안을 하지 않으며, 시나리오의 흐름과 현실성에 실제로 영향을 미치지 않는 협력자, 즉 시나리오에 포함되어 있는 참여자에 의해 제공될 수 있다(Meakim et al, 2013). 이러한 접근은 때로 시나리오가 예상된 방향으로 진행되도록 보장하기 위한 '인명 구조자' 시나리오에서 유용하다(Der Sahakian et al, 2015; Dieckmann et al, 2010).

시나리오에 기반한 시뮬레이션의 목적은 일반적으로 참여자가 특정 상황에서 지식, 임상적 추론, 실무적 술기Practical skills, 팀워크 능력에 의존하여 상황을 어떻게 다루는지 관찰하기 위하여 참여자에게 자율권을 제공하는 것이다. 시나리오 동안에 참여자의 행동을 중단하지 않거나 중단하는 것은 참여자가 안전한 시뮬레이션 환경에서 자신의 행동 결과를 충분히 경험하고 이러한 교육방식의 핵심적인 장점인 실수로부터 학습하게 할 수 있다.

시나리오 내Within-scenario 디브리핑은 참여자의 다른 학습요구를 충족시키기 때문에 다른 접근방식으로 간주되어야 한다. 이러한 방식은 자신의 행동을 성찰하게 함으로써 학습의 숙달을 용이하게 한다(Eppich et al, 2015).

3.5 시나리오 운영과 디브리핑 시연 이슈

동료, 다른 학습자 또는 상급자 등 많은 사람이 관찰할 수 있는 시뮬레이션 기반 활동이 학습자에게는 긴장되고 불편할 수 있기 때문에 또는 학습자에게 기대되는 것을 잘 이해하기 위하여 학습자는 디브리핑 시연에 이어 시나리오 시연을 요청할 수 있다. 많은 시간이 소요되기는 하지만, 시연은 모든 사람에게 귀중한 학습기회를 제공하며 이 방식이 전통적인 학습방식과 다른 일부 문화에서는 매우 가치 있을 수 있다. 시연은 반드시 라이브로 진행되어야 하는 것은 아니며, 학습자에게 시뮬레이션 세션의 중요한 측면을 설명하기 위하여 사전 녹화된 관련 비디오 및 이와 관련된 디브리핑이 사용될 수 있다(Fanning & Gaba, 2007). 교수자 또는 명확한 역할을 가진 자원봉사자가 대본에 의해 시연할 수 있고, 학습자는 협력자 또는 행위자와 비교하여 누가 '학습자'인지 이해할 수 있다. 대안적 방법으로, 학습자의 서면 동의하에 기본적인 학습목표가 설명되고 잘 수행된 실제 시뮬레이션 기반의 학습경험과 그와 관련된 디브리핑을 실제 녹화한 비디오를 사용할 수 있다.

3.6 다분야 전문가팀의 디브리핑 운용방법

다분야 전문가팀인 학습자와 디브리핑을 하고자 할 때, 학습자와 관련된 다분야 전문가팀의 디브리퍼가 추천된다. 그들은 암묵적으로 교수자 팀 사이에서 대표되는 느낌을 가져야 하는데, 이는 학습자에게 안정감을 주기 때문이다. 또한 디브리핑은 다양한 전문가의 관점을 분석해야 할 필요가 있기 때문에 시간이 더 오래 걸릴 수 있음을 의미한다. 이러한 접근 방식은 이미 다수의 학부 전문직 간 시뮬레이션 세션에서 구현되고 있으며, 유익한 토의가 이루어지게 하였다(Alinier et al, 2014).

디브리퍼 중 시나리오 내에서 학습자로 참여한 핵심전문가의 발언이 적으면, 특정 참여자와의 토의에 치우쳐 다른 참여자에게 해가 되는 불균형적인 디브리핑이 되기 쉽다. 불균형적인 디브리핑은 특정 전문직의 교육자가 다른 전문직의 학습자에게 조언을 할 때 신뢰성이 부족하거나 잘못된 정보를 제공하는 문제가 있을 수 있다. 중요하게 고려해야 할 점은 모든 디브리퍼는 디브리핑을 운영할 때 적절한 훈련을 받아야 한다는 것이지(Lioce et al, 2015), 그 전문가가 건설적인 방식으로 디브리핑을 운영하기 위한 가장 적합한 능력을 갖추고 있어야 하는 것은 아니다.

전문가 간 상황에서는 Zigmont 등(2011)의 3D(defussing, discovering, deepening) 디브리핑 모델이 추천되며, 이는 다른 접근법으로 보완될 수 있다(Becker et al, 2016). 예를 들어, 순환적 질문Circular questioning은 서로 다른 전문직의 학습자가 팀 기반 시뮬레이션 활동에 참여할 때 학습자가 상호의존성을 이해할 수 있는 대화를 증진하기 때문에 디브리핑 중 사용하기에 특히 유용한 방법이며, **1.8.4**에서 논의한 바와 같이 옹호-질문Advocacy-inquiry 기법과의 균형이 요구된다(Kolbe et al, 2016).

3.7 비밀 유지 위반 상황

시뮬레이션 세션이나 디브리핑 중 문제가 발생하였을 때, 시뮬레이션 환경 외부의 참여자 및 임상 슈퍼바이저와 상의할 필요가 있을 수 있다. 그러나 이러한 상의가 이루어질 때, 학습자가 서명한 비밀 보장의 초기 서약과 시뮬레이션이 의미하는 안전한 학습환경에 대하여 기억해야 한다. 따라서 시나리오 구현 중 또는 디브리핑 시 발생한 문제를 외부에 공개하기 전에 관련 참여자의 동의를 얻는 것이 좋다.

이러한 상황은 동료(들) 또는 디브리퍼(들)에 대한 특정 참여자의 부적절하거나 무례한 행동과 관련될 수 있다. 매우 드물긴 하지만, 임상 시나리오의 스트레스나 관찰자의 서툰 비판으로 야기된 긴장감으로 예기치 않게 참여자가 폭발할 수 있다. 그러한 점에서 문제의 참여자는 존중과 관련된 기본 규칙을 위반한 것으로 간주될 수 있으므로, 만일 외부 징계 위원회에 이 상황을 알릴 필요가 있다면, 이 상황은 디브리퍼가 비밀 유지 약속을 위반하는 타당한 이유가 될 수 있다. 진행자는 보다 보편적인 상황에서 잠재적 논쟁의 확대를 막기 위하여 논의 요점을 분명히 밝힘으로써 상황을 통제할 수 있다(Der Sahakian et al, 2015). '옳은 판단 디브리핑'은 상황을 완화하는 데 도움을 줄 수 있으나(Rudolph et al, 2007), 이러한 상황에 익숙해지기 위해서는 연습이 필요하다(**2.5.3** 참고).

3.8 RCDP를 위한 디브리핑

수차례 반복되는 시뮬레이션은 디브리핑 과정 중 많은 요소가 반복될 필요가 없기 때문에 디브리핑을 빠르게 진행하여야 한다. 빠른 주기로 계획된 실습Rapid Cycle Deliberate Practice(RCDP)은 빠르게 반복되며, 점진적으로 어려워지는 시뮬레이션을 제공하고, 일반적으로 시뮬레이션 세션 전반에 걸쳐 간단하고 지시적인 전문가 피드백이 이루어진다(Doughty et al, 2015)(**1.8.1** 참고). 이것은 옹호-질문 기법의 디브리핑을 통해 학습자의 사고의 틀을 명확하게 하지만, 즉각적이고 반복적인 실습 기회를 제공하지 않는 전통적인 디브리핑과는 대조적이다(Doughty et al, 2015). RCDP에서 학습자 수행에 대한 평가와 피드백은 더 즉각적이고 지시적이며, 실습의 신속한 재개가 가능하다(Patricia et al, 2017). 간단하고 지시적인 디브리핑을 하는 RCDP의 시행은 심폐소생 상황에서 수련자의 술기를 향상시킨다(Hunt et al, 2014). RCDP에서 발생하는 학습의 깊이는 더 연구되어야 하는 요소이다.

3.9 어려운 디브리핑 관련 이슈

시뮬레이션과 디브리핑 과정에 관한 적절한 브리핑 및 시뮬레이션 환경과 사용될 기기에 대한 명확한 오리엔테이션은 시나리오 중 발생하여 디브리핑을 어렵게 만들 수 있는 이슈를 예방할 수 있다. 이는 또한 시나리오 시작 전에 시뮬레이터의 잠재적인 기술적 문제나 익숙하지 않은 부분을 확인하는 데 도움이 될 수 있다. 호흡음을 듣지 못하거나 혹은 맥박을 느끼지 못하는 참여자는 시나리오 진행에 악영향을 미치거나 참여자의 주의를 분산시킬 수 있으며, 시나리오를 예상대로 진행되지 못하게 한다. 이 단계에서 시뮬레이션에 참여한 협력자는 가슴의 정확한 장소에서 청진하도록 의견을 제시함으로써 시나리오 내에서 상황을 교정할 수 있다. 좋은 예는 '인명 구조자' 시나리오를 사용하는 것이다(Dieckmann et al, 2010).

이와 함께 시나리오 소개나 도입 부분이 지나치게 간단하거나, 너무 지시적이고, 상황을 오해하게 만드는 설명이 이루어지거나, 소개가 명백하지 않고 모호하면, 시뮬레이션 동안 학습자에게 기대하는 것과 반대로 실제 시나리오에서 학습자가 어려움을 경험할 수 있다. 이로 인해 참여자는 디브리핑의 시작부터 방어적으로 반응할 수 있으며, 특정 부정적인 계기에 초점을 맞출 수 있다. 예를 들어, 참여자가 시나리오를 대하는 방식은 도입 방식에 따라 크게 다를 수 있다.

도입 부분에서 다음과 같은 정보가 제공된다면
"…한 부부가 당신의 클리닉에 방문하였다. 그들은 남편이 HIV 양성인지 확인하는 검사 결과에 대하여 알고 싶어 한다. 부부에게 나쁜 소식을 전하는 방법을 제시하라."

반대로
"…한 부부가 당신의 클리닉에 방문하였다. 그들은 남편이 HIV 양성인지 확인하는 검사 결과에 대하여 알고 싶어 한다. 상담을 시작하고 나쁜 소식을 전하라."

첫 번째 브리핑(도입)에서, 참여자는 부부에게 함께 결과를 알려주도록 직접적으로 권장하고 있으며, 이것은 환자의 비밀 유지 측면에서 실수가 될 수 있다. 반면에 두 번째 브리핑에서는 이러한 사항이 정해져 있지 않았다. 초기부터 학습자는 자신이 할 수 없도록 설정되어 있으며, 의도적으로 자신을 어렵고 비현실적인 상황에 빠뜨렸다고 느낄 수 있다.

이러한 상황에서 학습자는 디브리핑 시작부터 방어적인 태도를 취하게 되고, 상황이나 시나리오의 사실성을 폄하할 수 있다.

이 사례에서 주요 학습목표는 학습자가 보여야 하는 다음과 같은 행동이다.

- 부부의 공동 상담 의지와 관계없이 부부를 먼저 개별적으로 상담하도록 전문적으로 권하는 훌륭한 의사소통 기술
- 적절하게 나쁜 소식을 공개하기
- 공감하며 말하기

일단 학습목표가 달성되면, 부부에게 심층 상담을 제공하고 2차 상담 및 잠정적으로 부부에게 3차 상담을 수행하는 것과 같이 학습자가 시연해 주기를 기대하는 전체 과정을 거치도록 하기보다는 예정된 세션 스케줄을 유지하기 위하여 대개 시나리오를 끝마친다. 만일 디브리핑 초기에 시나리오가 갑작스럽게 중단된 것에 대해 촉진자가 정당한 이유를 설명하지 않으면("수고하셨습니다. 학습목표와 관련하여 우리가 의도했던 상담이 이루어진 순간에 시나리오를 중단했습니다"), 학습자는 상담을 마치는 데 충분한 시간이 주어지지 않았다고 불평하며 즉각적인 반응을 보이고, 따라서 방어적인 입장을 취할 수 있다.

최근 생산적인 디브리핑을 위한 올바른 조건에 관한 논문이 발표되었다(Der Sahakian et al, 2015). 올바른 조건에 관한 6개의 명제는 다음과 같다.

① 교수자로서 자신의 수행을 성찰하기(학습자나 동료에게 피드백을 요청하고 학습을 촉진할 수 있는 교수자로서 적절하게 훈련받기)

(**4.2~4.5** 참고)

② 시뮬레이션 규칙을 수립하기(시뮬레이션 경험 전 학습자를 준비시키고 브리핑하기, 시뮬레이션 세션의 운영 시간과 시나리오의 질을 통제하기)

③ 시나리오 중 협력자 또는 행위자를 활용하여 예상치 못한 사건과 의도한 학습목표를 관리하기

④ 디브리핑 과정의 단계와 학습 심리학에 관한 우수 사례의 권고사항을 존중하기

⑤ 디브리핑 중 참여자의 경험을 분석하여 감정과 교육 사이의 균형을 유지하기

⑥ 디브리핑 중 동료 의견을 관리하여 그들이 학습과정을 적대시하지 않도록 하기

디브리핑이 항상 관리하기 쉬운 것은 아니며, 문화적 차이로 인하여 디브리핑의 운영이 어려울 수 있다. 디브리핑에서 성찰 학습의 개념은 주로 서구 문화에서 유래되었다(Chung et al, 2013). 모든 문화는 교육과 학습에 있어 선호도, 관행 및 규범을 나타내는 중요한 특성을 지닌다. 문화적 차이는 시뮬레이션 기반 학습에서 문화적으로 민감한 해석이 요구되는 디브리핑 운영과정에 고려되어야 하며, 이러한 점이 고려되어야 학습자는 디브리핑에서 가능한 한 최대한의 이득을 얻을 수 있다(Chung et al, 2013). 시뮬레이션은 문화적으로 적절한 방식으로 운영되어야 하며, 권장된 접근법 중 일부 접근법은 특정 환경에서 실행 가능하지 않거나 성공적으로 수행하기가 어려울 수 있음을 의미한다. 문화적 맥락을

이해하는 교육자에게 문제가 되는 시나리오 시연과 해당 브리핑의 비디오 클립을 보여주는 것은(**3.5** 참고) 사용하고자 하는 의도된 시뮬레이션과 디브리핑 방식의 적절성을 확인하는 현명한 방법일 수 있다.

동일한 나라와 동일한 문화권 내에서도 서로 다른 업무 환경에서 발생한 일반적인 실무의 차이는 잠재적으로 모순될 수 있는 수행에 대한 오해를 불러일으킬 수 있다. 이러한 점에서 문화-역사적 활동 이론 접근법 Cultural-historical activity theory approach은 시뮬레이션 참여자와 그 맥락 간의 상호작용에 주의를 집중하게 하는 유용한 시각을 제공한다(Eppich & Cheng, 2015).

시뮬레이션 세션 시작 단계의 브리핑(**1.3.1** 참고)은 어려운 디브리핑 상황을 예방하기 위한 중요한 완화 단계이다. 무엇보다도 촉진자는 시뮬레이션 초기 브리핑이나 디브리핑 시작 시점에 시뮬레이션의 한계점을 학습자에게 미리 알려주고, 학습자는 '가상 계약Fictional contract'에 대한 동의 측면에서 받아들여야 한다(Dieckmann et al, 2007). 그러나 디브리핑 촉진자는 다음의 4가지 방식의 어려움에 직면할 수 있다.

① 촉진자가 디브리핑의 초보자인 경우

각 시뮬레이션 세션은 복잡한 브리핑 과정을 연습하고 촉진자로서 기술을 개발할 수 있는 기회를 제공한다. 촉진자가 수용, 신뢰, 진정성, 경청, 호기심을 갖고 개방형 질문을 통해 모든 참여자가 토의에 참여하도록 이끄는 것은 성공적인 디브리핑의 중요한 요소이다. 초보 디브리퍼에게는 이러한 과정을 진행하는 데 도움이 되는(**3.2** 및 **4.7** 참고) 유용한 문구(**그림 2.2** 참고)가 있는 보조 자료를 활용하는 것이 도움이 될 수 있다. 보조 자료 중 플러스/델타 성찰을 통한 자신의 디브리핑 실무경험 기록(**제 4장** 참고)과 자신의 디브리핑 비디오테이프(**4.2** 및 **4.3** 참고)가 활용될 수 있다. 초보 디브리퍼는 가능한 기회를 활용하여 공동-디브리퍼 역할을 맡아야 하는데, 이는 신속하게 귀중한 디브리핑 경험을 제공할 것이다(**1.6** 참고).

② 디브리핑 시간이 부족한 경우

여기에서 가장 중요한 것은 각 단계가 단축되더라도 디브리핑을 3단계 과정으로 구성하는 것이다. 이러한 디브리핑의 구성은 (모두는 아니지만) 대부분의 디브리핑 목표를 충족시키고 참여자가 디브리핑 환경에 익숙해지도록 한다.

③ 디브리퍼가 어려운 상황에 직면한 경우

선임 참여자는 자신의 실무를 보여주는 것을 꺼려하고 종종 자신의 실무가 정확하다고 가정하거나 심지어 디브리핑을 통제하려고 할 수 있으므로, 교수 또는 존경 받고 경험 있는 임상가와 같은 선임 참여자를 대상으로 한 디브리핑은 초보 디브리퍼에게 종종 어려운 일이다.

④ 디브리퍼가 어려운 학습자를 만나는 경우

대부분의 디브리퍼는 어려운 학습자를 적절히 다루는 방법을 모르기 때문에, 이는 종종 디브리퍼에게 가장 스트레스가 되는 상황이 되며, 이러한 상황은 시뮬레이션 세션 전반과 다른 학습자에게 부정적인 영향을 미칠 수 있다. **표 3.4**에 어려운 디브리핑에 도움이 될 수 있는 접근법을 제

표 3.4 어려운 학습자를 디브리핑하기 위한 접근법(Akroid, 2016)

학습자 유형	위협	제안
게이머 (The gamer) 시뮬레이션은 모두 게임일 뿐이라며 참여를 거부하는 참여자	• 교육목표에서 멀어짐 • 디브리핑을 마네킹, 환경, 장비 등의 제한점에 대한 토의로 전환시킴 • 그룹 내에서 제대로 참여하거나 몰입하지 못함	• 참여자에게 시뮬레이션의 제한점을 알리고, 가상 계약임을 상기시킨다. • 이러한 제한점에도 불구하고 중요한 학습이 일어날 수 있다. • 실제 의료사건과 동일하게 시뮬레이션 시나리오를 다루기로 약속했음을 언급한다. • 타인의 학습에 대한 책임감을 상기시킨다. • 아예 참여하지 않거나 방해가 된다면, 해당 세션에서 제외하는 것을 고려한다.
자기비난형 (The blamer) 지나치게 자기비판적인 참여자	• 자기 비하와 자신감 상실 • 그룹 내 시뮬레이션과 디브리핑에 대한 신뢰를 상실하여 그룹에 영향을 미칠 수 있음 • 디브리핑 과정에의 몰입을 방해함 • 디브리핑을 개인의 문제로 돌림	• 불만족스러운 이유를 찾아본다. • 모두에게 스트레스가 된다는 것을 알린다. • 개인보다는 팀에 초점을 둔다. • 긍정적인 점을 찾아보도록 돕는다. • 동료의 긍정적인 피드백을 이용한다. • 그룹이 지지해 주도록 격려한다. • 개인적 지지를 요청할 수도 있다.
타인비난형 (The shamer) 다른 참여자를 비난하는 공격적인 참여자	• 갈등의 장이 확대되는 분위기로 디브리핑이 중단됨 • 교육목표에서 멀어짐 • 팀 정신을 잃고 수행이 이루어지지 못함	• 디브리핑의 규칙을 상기시킨다. 신뢰성, 상호존중, 호기심 등 • 디브리핑은 건설적이어야 함을 상기시킨다. • 팀의 수행에 초점을 두도록 격려한다. • 무례하거나 개인적으로 공격적인 언행은 허용되지 않음을 알린다.
울보형 (The weeper) 디브리핑 동안 쉽게 우는 참여자	• 침울한 분위기로 디브리핑이 중단됨 • 그룹에 몰입하지 못함 • 디브리핑을 개인의 문제로 돌림	• 일부 참여자의 불안은 정상적인 반응일 수 있다. • 모두에게 스트레스가 된다는 것을 알린다. • 그룹의 지지를 이용한다. • 가능한 한 빨리 세션에 다시 참여하도록 격려한다. • 개인 상담이나 피드백을 요청할 수 있다.

표 3.4 어려운 학습자를 디브리핑하기 위한 접근법(Akroid, 2016) (계속)

학습자 유형	위협	제안
척척박사형 (The homer) 자신은 모든 것을 알고 있다고 생각하여 자신의 오해를 인식하지 못하고, 안전하지 않은데도 적극적인 참여자	• 교육목표에서 멀어짐 • 참여자 간의 토의가 양극화됨 • 수행 격차를 좁히기 어려움 • 시뮬레이션에서 다른 학습자로부터 무엇을 배워야 하는지에 대한 이해가 모호함	• 만일 절차에 관한 것이면 비디오 등 사실적 접근법을 사용한다. • 옹호-질문 기법에 의해 수행을 탐색한다. • '회색 영역'처럼 주장이 상대적일 수 있음을 소개한다. • 올바로 이해하도록 동료 피드백을 이용한다. • 과오에 대한 이해를 위하여 팀 역동을 이용한다. • 예상된 실무에서 벗어났음을 설명하기 위해 프로토콜이나 권고안을 사용한다. • 안전하지 않은 행위가 지속되거나 심해지면, 대비책이 필요할 수 있다.
방어형 (The defensive) 수행 격차를 정당화하기 위하여 이유(현실감 부족 등)를 대는 참여자	• 교육목표에서 멀어짐 • 해당 참여자에게 충실하지 않을 위험이 있음 • 그룹에 몰입하지 못함 • 수행 격차를 좁히기 어려움	• 마네킹, 환경, 장비 등 시뮬레이션의 모든 제한점을 알린다. • 이러한 제한점에도 불구하고 중요한 학습이 일어날 수 있다. • 실제 의료사건과 동일하게 시뮬레이션 시나리오를 다루기로 약속했음을 언급한다. • 타인의 학습에 대한 책임감을 상기시킨다. • 팀의 수행에 초점을 두도록 격려한다.
침묵형 (The quiet) 조용하거나 내성적인 참여자	• 해당 참여자가 눈에 띄지 않음 • 중요한 감정이나 반응이 없음 • 시나리오 동안 실제 발생한 일에 대해 제대로 이해하지 못함 • 팀 기능이 부족함	• 감정과 반응에 대하여 침묵하는 참여자에게 직접 질문한다("무엇 때문에 속상했나요?"). • 모두에게 스트레스가 되는 경험임을 알린다. • 일부 참여자에게는 불안에 대한 정상적인 반응일 수 있다. • 각 개인의 역할보다 팀의 역동이 중요하다. • 팀 리더와 다른 팀원과의 관계를 탐색한다.

시하였다.

브리핑을 충분히 제공하고 문화적 차이나 실무에 주의를 기울였음에도 불구하고, 디브리핑 단계에서 디브리퍼가 어려운 학습자를 마주하게 되면 시뮬레이션 운영은 여전히 어려울 수 있다(표 3.4). 학습자는 매우 방어적이거나 고립되어 조용히 있을 수 있고, 때로 자기비하를 할 수도 있으므로 상호작용이 많고 소규모 그룹의 교수학습방법을 제공하는 등 기존의 학습자와 다르게 다루어야 한다. 반대로, 디브리핑 동안에 폭력적인 감정을 드러내거나 다른 참여자와 논쟁하거나 비난을 하는 학습자도 있을 수 있다. 이러한 상황에서 촉진자는 디브리핑 과정을 유지하고 그룹 내 긴장을 피하기 위하여 디브리핑의 기본 원칙을 다시 이야기하며 상황을 빠르게 정리해야 한다(**2.2** 참고). 디브리핑에서 촉진자의 전문성은 이러한 상황을 다루고 적절히 해결하는 데 중요한 역할을 담당한다. 이러한 어려움을 해결할 수 있는 사람으로 인정받는 것은 디브리퍼에게 매우 가치 있는 자질이다.

3.10 디브리핑 평가방법

디브리핑을 평가하고자 할 때 반정량적이거나 정성적인 디브리핑 평가도구는 고려되지 말아야 하며, 시뮬레이션 중의 수행을 평가하기 위한 도구는 수행 격차가 있는 특정 영역에 대한 디브리핑을 할 때 사용될 수 있다. 디브리핑 자체는 어떤 측면을 고려하고, 촉진자의 수행을 누가 관찰하는지에 따라 다소 객관적으로 다른 관점에서 평가될 수 있다.

2010년에 Simon 등은 디브리퍼가 시뮬레이션 후 효과적인 디브리핑 세션에 필수적인 6개 요소를 시연했다는 것을 학습자 또는 공동 디브리퍼가 인지하는 정도를 확인하기 위하여 행위에 기반한 평가척도인 DASHDebriefing Assessment for Simulation in Healthcare를 개발하였다(Brett-Fleegler et al, 2012; Simon et al, 2010). 이 척도의 6가지 영역은 다음과 같다.

① 참여적인 학습환경 구축
② 참여적인 학습환경 유지
③ 조직적인 방식으로 디브리핑 구성
④ 토의에 참여하도록 유도
⑤ 수행 격차의 확인과 탐색
⑥ 시뮬레이션 참여자가 수행을 잘하거나 유지하도록 도움 제공

이 도구는 6가지 영역, 총 20개의 항목으로 구성되어 있다. 모든 항목은 특정 행위를 설명하며 다양한 환경에서 적용될 수 있다. 이 도구는 평가 관점이 주관적인 요소를 포함하고 있기는 하지만, 촉진자가 양질의 디브리핑 원칙을 준수하기 위한 유용한 가이드를 제공한다(Brett-Fleegler et al, 2012). 도구를 사용할 때, 촉진자가 DASH의 요소 중 주의를 집중해야 하는 요소는 학습자의 유형에 따라 크게 달라진다. 시나리오의 결과나 학습자의 경험 수준에 따라 강조되는 정도가 다양할 수 있다. 예를 들어, 일부 학습자는 디브리퍼(들)에게 디브리핑에서 생략되는 점이 없도록 요구할 수 있는 반면, 촉진자는 다른 학습자와 함께 특정 행동에 숨겨진 참여자의 사고 체계나 근거를 실제로 탐색하기 위한 토의

에 참여하도록 하는 데 더 많은 노력을 기울일 필요가 있다. DASH 도구의 타당도와 신뢰도를 측정한 결과, 디브리핑을 객관적으로 평가할 수 있는 타당하고 신뢰할 수 있는 척도이다(표 3.5)(Craft et al, 2016). 이후에 참여자의 경험을 평가하기 위하여 DASH 학생용 버전이 개발되었다(Rudolph et al, 2016).

2012년 Arora는 OSADObjective Structured Assessment of Debriefing 척도를 개발하였다(Arora et al, 2012). OSAD는 수술 시뮬레이션 디브리핑 실무를 평가하기 위해 만들어진 평가도구이다. 이 도구는 디브리핑과 관련된 접근, 환경, 참여, 반응, 성찰, 분석, 진단 및 적용의 8가지 범주로 구성된다. 이 도구는 높은 측정자 간 신뢰도와 내적 일관성이 입증되었으며, 교육 중재 후 디브리핑의 빈도와 질 향상을 입증하는 데 사용되고 있다(Ahmed et al, 2013; Arora et al, 2012). 또한 OSAD는 새로운 디브리퍼를 위한 교육 도구의 목적으로 사용될 수 있다(Paige et al, 2015). Cheng 등(2015a)은 교수 개발에 관한 논문에서 DASH와 OSAD를 비교하였으며, 이러한 도구는 다른 상황에서 검증되어야 하고 시간이 경과함에 따라 교육자의 디브리핑 수행도를 추적하는 데 사용될 수 있음을 제안하였다. DASH 평가척도와 OSAD 척도가 개발된 같은 해에, Reed(2012)는 디브리핑 경험 척도 DESDebriefing Experience Scale를 개발하였다. 이 도구는 20개 문항으로 구성된 주관적 척도로 간호교육 시뮬레이션을 위해 만들어졌으며, 간호학생을 위한 디브리핑 경험과 중요성을 기술하기 위한 도구이다. 이 도구는 4개의 하위척도로 구성된다.

- 사고와 감정 분석
- 학습과 연계
- 디브리핑을 수행하는 촉진자의 기술
- 적절한 촉진자 안내

Reed의 DES 척도는 간호학생을 대상으로 먼저 사용되었으나 다른 전문가에게 사용될 수 있는 가능성을 가지고 있다. 도구 개발자는 다른 학습자를 대상으로 한 추가적인 타당도 및 신뢰도 검증 연구를 추천하고 있다. 이 도구의 핵심적 특성은 다른 척도에 대한 정보와 함께 **표 3.5**에 기술되어 있다.

이후 3년 뒤에 노르웨이 팀이 Reed의 DES 척도를 재검사하였고, 특히 디브리핑의 중요성 영역에서 낮은 내적 일관성을 보고하였다(Tosterud et al, 2015). 이 연구는 신중하게 번역된 버전을 이용하여 수행된 연구임에 유의해야 한다. 이들은 2개의 항목을 삭제한 18항목의 디브리핑 경험 척도에서 Cronbach's alpha 계수가 더 높았으나, 하위척도의 경우 받아들일 수 있는 수준인 0.70보다 낮았다(**표 3.5**).

2016년 Bradley과 Dreifuerst(2016)는 의미 있는 학습을 위한 디브리핑 평가도구Debriefing for meaningful learning evaluation scale를 개발하였으며, 이 도구는 시뮬레이션 기반 교육에 관한 15개 비디오를 기반으로 3명의 디브리핑 전문가가 객관적으로 평가한 도구이다. 이 도구는 전반적으로 높은 타당도와 신뢰도를 보였으나 여러 하위척도 영역은 허용 수준 이하로 나타났다(**표 3.5**).

표 3.5 디브리핑 평가도구

저자(연도)	세팅, 도구명	관찰자	항목	척도	코호트, 수	시나리오	통계(CA, ICC)
Brett-Fleegler 등 (2012)	시뮬레이션 DASH	객관적 관찰자 (국제적 디브리핑 전문가 114명)	20개	7점 Likert	3개의 디브리핑(3가지 다른 학습자 유형)	기흉으로 인한 PEA	전체 CA = 0.89 전체 ICC = 0.74 하위영역: 0.57~0.68
Arora 등 (2012)	외과 시뮬레이션 OSAD(Objective Structured Assessment of Debriefing)	객관적 관찰자 (영국, 미국, 호주의 외과의사와 수술실 근무자 33명) + 전문가 패널 7명	8개	5점 Likert	20개의 디브리핑	기술되지 않음	내용타당도 지수 = 0.94 전체 ICC = 0.88
Reed(2012)	시뮬레이션 Debriefing Experience Scale	주관적 관찰자 (간호학생)	20개	5점 Likert	130개의 디브리핑(간호대학생)	산과, 중환자	전체 CA 중요성 CA = 0.91 경험 CA = 0.93 하위영역 CA: 0.61~0.89

표 3.5 디브리핑 평가도구 (계속)

저자(연도)	세팅, 도구명	관찰자	항목	척도	코호트, 수	시나리오	통계(CA, ICC)
Tosterud 등 (2015)	시뮬레이션 Debriefing Experience Scale	주관적 관찰자 (간호대 학생)	20개 이후 18개	5점 Likert	138개의 디브리핑 (간호대 학생)	기술되지 않음	20개 항목 전체 CA 중요성 CA = 0.64 경험 CA = 0.86 하위영역 CA: 0.27~0.84 18개 항목 경험 CA = 0.91 하위영역 CA = 0.64~0.87
Bradley & Dreifuerst (2016)	시뮬레이션 Debriefing for Meaningful Learning Evaluation Scale	객관적 관찰자 (디브리핑 전문가 3명)	33개	0/1	15개의 디브리핑	기술되지 않음	전체 CA = 0.88 하위영역의 CA 참여 CA = 0.39 탐색 CA = 0.51 설명 CA = 0.73 정련 CA = 0.79 평가 CA = 0.78 확대 CA = 0.70 전체 ICC: 0.86

*CA: Cronbach alpha coefficient, ICC: Intraclass correlation coefficient

참고문헌

Ahmed M, Arora S, Russ S, Darzi A, Vincent C, Sevdalis N (2013) Operation debrief: a SHARP improvement in performance feedback in the operating room. Ann Surg 258(6):958–963

Akroid M (2016) The difficult debrief. Prezi slideshow. Retrieved from https://prezi.com/rr-rejj-3u1z2v/the-difficult-debrief/. Accessed 23 Jun 2017

Alinier G (2007) A typology of educationally focused medical simulation tools. Med Teach 29(8):e243–e250. Retrieved from http://www.ncbi.nlm.nih.gov/entrez/query.fcgi?cmd=Retrieve&db=PubMed&dopt=Citation&list_uids=18236268

Alinier G (2011) Developing high-fidelity health care simulation scenarios: a guide for educators and professionals. Simul Gaming 42(1):9–26

Alinier G, Harwood C, Harwood P, Montague S, Huish E, Ruparelia K, Antuofermo M (2014) Immersive clinical simulation in undergraduate health care interprofessional education: knowledge and perceptions. Clin Simul Nurs 10(4):e205–e216

Arafeh JM, Hansen SS, Nichols A (2010) Debriefing in simulated-based learning: facilitating a reflective discussion. J Perinat Neonatal Nurs 24(4):302–309

Arora S, Ahmed M, Paige J, Nestel D, Runnacles J, Hull LM et al (2012) Objective structured assessment of debriefing: bringing science to the art of debriefing in surgery. Ann Surg 256(6):982–988

Becker K, Crowe T, Walton-Moss B, Lin A, Parsons-Schram A, Hanyok L et al (2016) Interprofessional debriefing: a novel synthesis of the 3D model and systems centered therapy. J Interprof Educ Pract 2:13–19

Bradley CS, Dreifuerst KT (2016) Pilot testing the debriefing for meaningful learning evaluation scale. Clin Simul Nurs 12(7):277–280. doi:10.1016/j.ecns.2016.01.008

Brett-Fleegler M, Rudolph J, Eppich W, Monuteaux M, Fleegler E, Cheng A, Simon R (2012) Debriefing assessment for simulation in healthcare: development and psychometric properties. Simul Healthc 7(5):288–294

Cheng A, Eppich W, Grant V, Sherbino J, Zendejas B, Cook DA (2014) Debriefing for technology-enhanced simulation: a systematic review and meta-analysis. Med Educ:48. doi:10.1111/medu.12432

Cheng A, Grant V, Dieckmann P, Arora S, Robinson T, Eppich W (2015a) Faculty development for simulation programs: five issues for the future of debriefing training. Simul Healthc 10(4):217–222

Cheng A, Palaganas JC, Eppich W, Rudolph J, Robinson T, Grant V (2015b) Co-debriefing for simulation-based education: a primer for facilitators. Simul Healthc 10(2):69–75

Chronister C, Brown D (2012) Comparison of simulation debriefing methods. Clin Simul Nurs 8(7):e281–e288

Chung HS, Dieckmann P, Issenberg SB (2013) It is time to consider cultural differences in debriefing. Simul Healthc 8(3):166–170

Craft Z, Franklin D, Gale T (2016) How does compliance with TeamGAINS affect the quality of debriefing for undergraduate inter–professional simulation?. Resuscitation 106:e57

Decker S, Fey M, Sideras S, Caballero S, Boese T, Franklin AE et al (2013) Standards of best practice: simulation standard VI: the debriefing process. Clin Simul Nurs 9(6):S26–S29

Der Sahakian G, Alinier G, Savoldelli G, Oriot D, Jaffrelot M, Lecomte F (2015) Setting conditions for productive debriefing. Simul Gaming 46(2):197–208. doi:10.1177/1046878115576105

Dieckmann P, Gaba D, Rall M (2007) Deepening the theoretical foundations of patient simulation as social practice. Simul Healthc 2(3):183–193

Dieckmann P, Lippert A, Glavin R, Rall M (2010) When things do not go as expected: scenario life savers. Simul Healthc 5(4):219–225

Doughty C, Welch–Horan T, Hsu T, et al (2015) Rapid cycle deliberate practice pediatric simulation scenarios. 11–10134: MedEdPORTAL Publications

Dusaj TK (2014) Five fast fixes: debriefing. Clin Simul Nurs 10(9):485–486

Eppich W, Cheng A (2015) How cultural–historical activity theory can inform interprofessional team debriefings. Clin Simul Nurs 11(8):383–389

Eppich W, Hunt E, Duval–Arnould J, Siddall V, Cheng A (2015) Structuring feedback and debriefing to achieve mastery learning goals. Acad Med 90. doi:10.1097/acm.0000000000000934

Fanning RM, Gaba DM (2007) The role of debriefing in simulation–based learning. Simul Healthc 2(2):115–125

Gardner R (2013) Introduction to debriefing. Semin Perinatol 37:166–174

Hamilton NA, Kieninger AN, Woodhouse J, Freeman BD, Murray D, Klingensmith ME (2012) Video review using a reliable evaluation metric improves team function in high–fidelity simulated trauma resuscitation. J Surg Educ 69(3):428–431

Hunt EA, Duval–Arnould JM, Nelson–McMillan KL, Bradshaw JH, Diener–West M, Perretta JS, Shilkofski NA (2014) Pediatric resident resuscitation skills improve after "rapid cycle deliberate practice" training. Resuscitation 85(7):945–951

Jones I, Alinier G (2015) Supporting students' learning experiences through a pocket size cue card designed around a reflective simulation framework. Clin Simul Nurs 11(7):325–334. doi:10.1016/j.ecns.2015.04.004

Kolbe M, Marty A, Seelandt J, Grande B (2016) How to debrief teamwork interactions: using circular questions to explore and change team interaction patterns. Adv Simul 1(1):29

Krogh K, Bearman M, Nestel D (2015) Expert practice of video–assisted debriefing: an Australian qualitative study. Clin Simul Nurs 11(3):180–187. doi:10.1016/j.ecns.2015.01.003

Lioce L, Meakim CH, Fey MK, Chmil JV, Mariani B, Alinier G (2015) Standards of best practice: simulation standard IX: simulation design. Clin Simul Nurs 11(6):309–315

Mayville ML (2011) Debriefing: the essential step in simulation. Newborn Infant Nurs Rev 11(1):35–39. doi:10.1053/j.nainr.2010.12.012

Meakim C, Boese T, Decker S, Franklin AE, Gloe D, Lioce L et al (2013) Standards of best practice: simulation standard I: terminology. Clin Simul Nurs 6(9):S3–S11

O'Regan S, Molloy E, Watterson L, Nestel D (2016) Observer roles that optimise learning in healthcare simulation education: a systematic review. Adv Simul 1(1):4

Paige JT, Arora S, Fernandez G, Seymour N (2015) Debriefing 101: training faculty to promote learning in simulation–based training. Am J Surg 209(1):126–131

Patricia K, Lemke D, Arnold J (2017) Rapid cycle deliberate practice: application to neonatal resuscitation. 13–10534: MedEdPORTAL Publications

Reed SJ (2012) Debriefing experience scale: development of a tool to evaluate the student learning experience in debriefing. Clin Simul Nurs 8(6):e211–e217

Reed SJ, Andrews CM, Ravert P (2013) Debriefing simulations: comparison of debriefing with video and debriefing alone. Clin Simul Nurs 9:e585–e591

Rudolph J, Simon R, Rivard P, Dufresne R, Raemer D (2007) Debriefing with good judgment: combining rigorous feedback with genuine inquiry. Anesthesiol Clin 25(2):361–376. doi:10.1016/j.anclin.2007.03.007

Rudolph JW, Palaganas J, Fey MK, Morse CJ, Onello R, Dreifuerst KT, Simon R (2016) A DASH to the top: educator debriefing standards as a path to practice readiness for nursing students. Clin Simul Nurs 12(9):412–417

Savoldelli GL, Naik VN, Park J, Joo HS, Chow R, Hamstra SJ (2006) Value of debriefing during simulated crisis management oral versus video–assisted oral feedback. J Am Soc Anesthesiol 105(2):279–285

Sawyer T, Sierocka–Castaneda A, Chan D, Berg B, Lustik M, Thompson M (2012) The effectiveness of video–assisted debriefing versus oral debriefing alone at improving neonatal resuscitation performance: a randomized trial. Simul Healthc 7(4):213–221

Simon R, Rudolph JW, Raemer DB (2010) Debriefing assessment for simulation in healthcare © –Rater's handbook. Center for Medical Simulation, Cambridge, MA

Tosterud R, Petzäll K, Wangensteen S, Hall–Lord ML (2015) Cross–cultural validation and psychometric testing of the questionnaire: debriefing experience scale. Clin Simul Nurs 11(1):27–34

Van Heukelom JN, Begaz T, Treat R (2010) Comparison of postsimulation debriefing versus in–simulation debriefing in medical simulation. Simul Healthc 5(2):91–97

Zigmont JJ, Kappus LJ, Sudikoff SN (2011) The 3D model of debriefing: defusing, discovering, and deepening. Semin Perinatol 32:52–58

4

디브리핑 경험에 관한 개인 일지

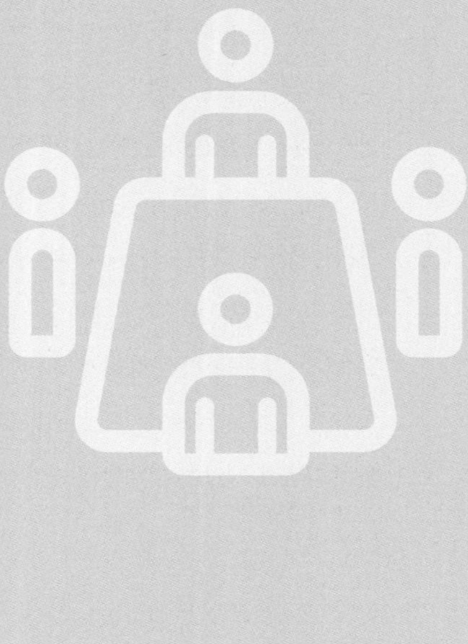

본서에는 디브리퍼로서 개인적인 학습내용이나 경험을 기록할 수 있는 빈 페이지가 의도적으로 포함되어 있다. 자신이나 공동 디브리퍼가 학습 및 수행 격차를 줄이기 위해 사용한 모델 혹은 예시적인 디브리핑을 기록할 수 있으며, 최소한의 환경 소개, 오해의 소지가 있는 시나리오 브리핑 또는 디브리핑 시 학습자의 정보를 부적절하게 관리하여 어려웠던 상황을 기록할 수도 있다. 시간이 지나면 학습경험이 잊혀질 수 있으므로 기록해 두는 것은 매우 가치 있는 일이며, 이러한 기록은 미래의 자신에게 해당 내용을 다시 상기시켜 줄 수 있고, 멘토로서 다음 세대의 디브리퍼와 가치 있는 경험을 공유할 수 있도록 해 준다. 학습일지는 개인과 관련된 것보다는 실제 사건에 관한 것이어야 하므로, 이 일지에 이름이나 명확한 식별자를 기록하지 말 것을 권한다. 이 장의 첫 부분은 포켓북의 소유자에 관한 것으로 전문가로서 그리고 디브리퍼로서 자신에 대해 기술하는 것이다. 이렇게 하는 것은 디브리핑 실무를 위한 맥락을 제공하고 존재하는 격차를 확인할 수 있도록 한다. 두 번째와 세 번째 부분은 유능하고 효과적인 디브리퍼가 되기 위한 숙련성을 개발하기 위해 필요한 모든 핵심 단계를 포괄하는 개인적인 플러스/델타 성찰 분석을 위한 부분이다. 네 번째 부분은 본서의 소유자가 동료 디브리퍼, 조언자(멘토), 학습자로부터의 피드백 기록을 권장하기 위한 것으로, 디브리핑 실무를 정련하기 위하여 가치 있는 정보를 성찰하기를 권장한다. **4.5**는 핵심적인 디브리퍼 학습 에피소드를 기술하고 성찰하는 부분이다. 마지막으로 그 외 두 부분은 각각 새롭게 확인된 가치 있는 디브리핑 참고문헌과 자료를 기록하고, 또한 시뮬레이션의 브리핑과 디브리핑 단계 가이드에 도움을 줄 수 있는 보조 자료를 제공하기 위한 것이다.

4.1 일지의 기록자

이 책의 주인: ______________________

자신을 디브리핑 촉진자로 어떻게 인식하고 있는지와 다른 사람이 자신을 어떻게 인식하고 있는지 간단히 요약해 본다. 디브리핑을 시행하게 되는 일반적인 환경과 어떤 학습자를 위해 디브리핑을 하게 되는지를 기술한다. 또한 자신의 성격 특성, 직업적 배경, 이미 받은 디브리핑 훈련 그리고 학습자의 수행 격차를 줄이기 위해 자신이 선호하는 방식에 대하여 기술한다.

4.2 디브리퍼로서의 강점

학습자 그룹을 대상으로 디브리핑을 시행하는 다양한 상황 속에서 디브리퍼로서 자신이 인식한 강점을 적는다. 이는 자신이 소속되어 업무를 담당하는 조직을 포함하며, 외부적으로는 자신이 일반적으로 상호작용하는 다른 학습자 그룹을 포함한다. 디브리퍼로서 자신의 실무에 대한 플러스/델타 성찰의 일부인 '플러스'를 고려한다. 시나리오가 의도한 학습목표, 학습자에게 제공한 시뮬레이션 세션 브리핑부터 시작하여 시나리오 디브리핑의 결론, 시뮬레이션 세션에 대한 모든 측면을 고려하여 강점을 기술한다(그림 1.1, 3.1 참고).

4.3 디브리퍼로서의 약점

디브리퍼로서 플러스/델타 성찰의 긍정적인 점에 중점을 둔 **4.2**를 보완하여 작성하고, 자신이 다양한 상황 속에서 학습자 그룹과 함께 디브리핑을 운영하기 위해 디브리퍼로서 갖는 주된 걱정과 인식된 약점을 기술한다. 자신이 속한 주요 조직 내 학습자와 일반적으로 상호작용하는 다른 학습자 그룹을 포함하여 작성한다. 시나리오가 의도한 학습목표, 학습자에게 제공한 시뮬레이션 세션 브리핑부터 시작하여 시나리오 디브리핑의 결론, 시뮬레이션 세션의 모든 측면을 고려하여 약점을 기술한다(**그림 1.1**, **3.1** 참고).

특히 비디오테이프를 이용한 디브리핑을 시행한다면 날짜, 상황, 시나리오 그리고 비디오를 재생했을 때 자신이 확인한 약점이 무엇인지 기록한다. 이러한 기록은 시간 경과에 따른 자신의 발전과정을 모니터링하는 데 도움이 된다.

4.4 다른 디브리퍼의 평가

다재다능한 디브리퍼가 되기 위하여, 학습자뿐만 아니라 자신보다 디브리핑 경험이 많은 동료로부터 피드백을 받는 것이 좋다. 공식적인 동료평가과정의 한 부분이던지, 자신의 디브리핑 수행에 관하여 동료에게 요청한 객관적인 평가이던지, 이러한 피드백은 자신의 디브리핑과 학습자에게 미치는 영향을 깊이 이해할 수 있게 하는 가치 있는 연습이다. 학습자로부터 피드백을 얻는 것 또한 자신이 그들에게 어떻게 인식되고, 자신이 학습자를 편안하게 만드는지에 대한 가치 있는 통찰력을 제공할 수 있다. 디브리핑 접근법의 교육 효과에 관하여 학습자와 주요 관심사가 다르기 때문에 학습자의 의견으로부터 통찰력을 얻지 못할 수도 있다. 디브리퍼는 학습자의 수행에 내재되어 있는 것을 탐색하기 위한 성찰과정으로 학습자가 수행했던 행동 방식의 이유를 정확하게 알고 싶어 하지만, 학습자는 디브리퍼가 자신의 수행을 어떻게 생각하는지에 대하여 알고 싶어 한다.

3.3에서 제안한 바와 같이, 디브리퍼로서 자신의 수행을 점검하기 위하여 모든 참여자의 동의하에 디브리핑 세션을 기록하는 것은 매우 가치 있는 훈련이다. 자신의 수행을 되돌아보기 위해 비디오를 시청한 뒤에는 경험이 많은 디브리퍼와 함께 검토한다. 경험이 많은 디브리퍼는 추가적인 피드백을 줄 수 있고, 상황을 더 잘 다루거나 다르게 다룰 수 있는 제안을 제시해 줄 수 있다. 유일한 최고의 방법은 없으며, 결국 "모든 길은 로마로 통한다"는 말과 같이 모든 비판적인 의견에 실망하지 않아야 한다.

다음 페이지는 동료 디브리퍼나 자신의 디브리핑 수행에 관해 학습자로부터 받은 의견이나 피드백을 기술하는 데 사용할 수 있다.

4.5 개인적인 학습요점

모든 시나리오나 시뮬레이션 에피소드 디브리핑은 서로 다르며, 이러한 시나리오나 디브리핑은 우리가 잘 수행한 점을 깨닫게 해 주고, 디브리핑 세션에 변화를 가져다 줄 수 있는 전반적인 시뮬레이션 세션의 몇몇 단계에서 실수했던 점도 깨닫게 해 준다. 이 부분은 디브리퍼로서 자신의 개인적인 일지로 사용될 수 있다. 디브리퍼로서 자신의 역할에서 모든 핵심적인 학습 에피소드를 기술하는 것이 좋다. 무엇이 일어났는지, 왜 일어났는지 그리고 어떻게 예방할 수 있는지를 다시 생각해 본다. 그것이 자신에게 새로운가 또는 시뮬레이션 계획이나 디브리핑 운영 규칙을 실제로 위반했는가? 만약 후자라면, 이를 인식하고 있는가 그리고 추천되는 권고에서 벗어나거나 잘못된 가정을 하도록 만든 것은 무엇인가?

4.6 주요 디브리핑 참고문헌

앞에서 확인한 자신의 디브리핑 실무의 강점 및 약점과 함께, 제기된 잠재적인 문제를 해결하기 위하여 본서에서 제공하는 정보를 더 깊이 고려하고 문헌을 검색하는 것이 좋다. 이 부분의 빈 칸에는 새로 발견하거나 유용한 참고문헌을 기록한다. 참고문헌은 시간이 지나면서 자신의 디브리핑 실무를 정련하기 위하여 찾아볼 수 있는 최근 발표된 논문, 서적, 웹사이트 및 온라인 자료가 포함된다.

4.7 브리핑과 디브리핑 보조 자료

다음은 시뮬레이션 기반 훈련 세션의 핵심 단계에서 디브리퍼를 안내해 주는 도구에 관한 내용이다. 촉진자의 자연스러운 시뮬레이션 세션의 브리핑 및 디브리핑을 돕기 위하여 (개인적인 용도로) 복사하거나 본서에서 분리하여 보조 자료로 사용할 수 있다. 언급된 모든 요소와 예시는 실제 환경을 반영할 수 있도록 변경되고, 의료 기구는 시뮬레이션에 맞게 적용하거나 학습자가 기능면에서 익숙한 것으로 변경하여야 한다.

4.7.1 시뮬레이션 세션 브리핑 카드

(Oriot D, Alinier G, 2017. Pocket book for simulation debriefing in healthcare. Springer. ISBN 978-3-319-59881-9에서 발췌)

4.7.1.1 선행요건

① 시뮬레이션 팀: 디브리퍼와 공동 디브피리퍼 선택

② 마네킹/모델/표준화 혹은 모의 환자와 장비: 사용 준비

③ 오디오-비디오 시스템: 관찰 영역에서 녹화 및 실시간 상영 준비

4.7.1.2 도입

① 환영: "시뮬레이션 세션에 오신 것을 환영하며, 참여해 주셔서 감사합니다. 이전에 시뮬레이션에 참여해 보신 적이 있습니까? 이전에 참여하였을 때 어떠셨나요?"

② 전반적인 학습목표: "오늘 시뮬레이션 세션의 목적은….."

4.7.1.3 사전 브리핑: 시뮬레이션

① 학습경험: "시뮬레이션은 관찰, 추론뿐만 아니라 체험을 통한 학습 방법입니다. 사고를 명확히 하기 위해 시나리오 내에서 여러분의 참여가 필요합니다. 시뮬레이션은 매우 흥미로운 학습경험입니다."

② 실수경험: "우리는 실수로부터 배우고, 모든 사람은 실수를 하기 때문에 시뮬레이션에서 실수가 일어나는 장소가 중요하며, 나 역시 다른 사람처럼 실수를 합니다. 실수가 일어나는 장소가 있다면, 이 시뮬레이션 세션 중 여기에서 발생해야 합니다!"

③ 안전: "어떠한 공격도, 비판도 없을 것이므로 이 경험은 안전할 것이며, 모든 사항은 비밀이 유지됩니다. 따라서 실수하는 것을 두려워하지 말고, 각 시나리오 이후에 있을 디브리핑 동안에 불안해하지 마십시오."

④ 규칙: "나는 여러분에게 상호존중, 비밀 유지, 신뢰의 규칙을 따르고, 특히 디브리핑 단계에서 적절하게 행동하도록 요청할 것입니다. 시나리오가 끝난 뒤에 우리 모두가 디브리핑이 준비될 때까지 다른 사람과 의사소통 하지 않기를 바랍니다."

⑤ 세션의 구성: "일반적인 소개와 오리엔테이션이 끝난 후, 시뮬레이션 세션은 브리핑, 시나리오, 디브리핑의 세 부분으로 나누어 운영됩니다."

4.7.1.4 오리엔테이션: 시뮬레이터와 환경

① 위치: "여러분은 현재 모의 외상센터/중환자실/병실 등에 있습니다."

② 시뮬레이터/모델/표준화 혹은 모의 환자에 대한 기술: "여기 시뮬

레이터/모델/표준화 혹은 모의 환자가 있습니다. 외형은 …, 실제는 …, 제한점은 …입니다."

- 가능한 것: "이것은 …할 수 있고, …사정이 가능하고, …을 수행할 수 있습니다.", "시뮬레이터는 만져보고 테스트해 볼 수 있습니다(청진할 수 있고, 맥박을 확인해 볼 수 있습니다)."
- 가능하지 않은 것: "그러나 이 시뮬레이터/모델은 …한 제한점이 있습니다. 이것은 …은 없고 마네킹에게는 …사정이 불가능하고, 모세혈관 충혈, 피부상태 등은 요구해야 하며, …처럼 말로 대신해야 해야 하는 것이 있습니다(예: 혈액 채취, 배양을 위한 혈액 표본 전송)."
- 만일 표준화 또는 모의 환자를 사용한다면 처해 있는 상황에 맞게 적용한다.

③ 기술적 환경: "여러분은 환자를 관리하기 위하여 이 기술적 환경을 이용하게 될 것입니다. 이러한 장비에 익숙합니까?", "이 장비(예: 산소공급, 흡인장치 등)는 여러분이 생각하는 것과 다르게 작동하지만 다른 장비(예: 침대, 제세동기 등)는 실제와 동일하게 작동합니다.", "이 환경을 살펴보고 의료장비, 카트 내용물 및 다른 사용가능한 물건을 확인할 수 있습니다."

- 사용할 수 있는 항목: "만일 이 방의 서랍장에 있는 장비가 필요하면, 사용할 수 있습니다. 그러나 이 방에 없는 장비가 필요하면 전화로 요청하십시오."
- 사용할 수 없는 항목: "만일 흉부 X-ray가 필요하면, 흉부 X-ray를 요청하는 말로 대신하면 됩니다."

④ 잠재적 지원: "만일 전화를 사용하려면, 이 전화번호를 사용하세요. 필요하면 구조팀도 부를 수 있습니다."

⑤ 가상 계약: "여러분이 이 환경 내에서 마네킹/표준화 또는 모의 환자를 실제 환자인 것처럼 대할 것을 기대하지만(가상 계약), 필요한 사항에 대해서는 생각을 말로 표현해야 합니다. 시나리오가 종료되면 특정 신호나 말로 알려 드릴 것입니다."

4.7.1.5 시나리오: 시나리오 브리핑

① 장소: "여러분은 현재 어떤 임상 현장에서 근무하고 있습니다. 오늘 시간은 …입니다."

② 환자 과거력(학습목표 중 하나인 경우): "이 환자의 이름은 …입니다."

③ 팀 구성과 촉진자(들): "여러분은 이 시나리오에서 팀원으로서 역할을 담당해야 합니다.", "이 시나리오에서 여러분은 촉진자로서 …한 역할을 맡게 됩니다."

④ 지시사항

- 참여자: "이 시나리오에서 여러분의 목표는 이 환자를 …관리하는 것입니다.", "만일 도움이 필요하면, …를 사용하십시오." (일반적으로 시나리오가 끝나는 방법과 모의 환자가 사망할 수 있는지를 구체적으로 언급)
- 관찰자: "시나리오를 주의 깊게 관찰하기 바랍니다." (만일 플러스/델타 형식이 사용된다면 "시나리오가 진행되는 동안, 종이 왼쪽에 적절한 행위라고 생각하는 것을 적고, 오른쪽에 개선할 필요가 있다고 생각하는 행위를 적어주십시오."), "시나리오가

종료되면, 질문을 통해 디브리핑에 참여하게 될 것입니다."

⑤ 시나리오 종료: "시나리오가 종료될 때 특정 신호를 보낼 것입니다.", "신호를 받으면, 행위를 멈추고 디브리핑이 시작될 때까지 조용히 기다리시기 바랍니다."

4.7.2 디브리핑 카드

(Oriot D, Alinier G, 2017. Pocket book for simulation debriefing in healthcare. Springer. ISBN 978-3-319-59881-9에서 발췌)

4.7.2.1 선행요건

① 디브리핑 행위자: 참여자, 관찰자, 협력자, 행위자, 표준화 또는 모의 환자, 디브리퍼, 공동 디브리퍼

② 시간: 시뮬레이션 시나리오 직후

③ 특정 장소: 참여자는 '환자'와 멀리, 시나리오 현장에서 벗어나 편안한 학습환경에 앉아 있어야 한다.

④ 디브리핑 목표의 선택: 시나리오 학습목표, 시나리오 또는 디브리핑 중 관찰된 수행 격차, 상황적 인식이나 진단에 대하여 팀원 간에 확인된 불일치와 관련하여 선택한다.

4.7.2.2 도입

① 감사: "시나리오에 적극적으로 참여해 주셔서 감사합니다."

② 디브리핑의 목적: "우리는 어떤 일이 발생하였는지 이해하기 위하여 이 시나리오에 대한 디브리핑을 시행할 예정입니다. 디브리핑

의 목적은 수행을 향상시키기 위함입니다."

③ 안전과 비밀 유지: "모든 분들이 정중하고 전문적으로 참여하기를 원하며, 공격적이거나 문책하는 논평, 모욕, 창피주기 또는 비난을 원치 않는다는 것을 기억하십시오. 이곳에서 논의된 내용은 이 방 밖으로 나가지 않아야 합니다."

④ 디브리핑의 구성: "디브리핑은 3단계로 이루어집니다. 첫 번째 단계에서 우리는 느낌과 첫 인상을 말하게 될 것이며, 두 번째 단계에서는 질문을 통하여 어떠한 일이 발생하였는지 다른 관점에서 분석하게 되며, 마지막으로 요약하고 결론을 맺게 됩니다. 약 30분 이상 걸리지 않을 것입니다." (또는 시나리오 시간의 약 2배)

4.7.2.3 반응: 감정 다루기

① 기분에 대한 질문: "어떻게 느끼셨나요?", "어떠셨나요?", "이 시나리오에 대하여 어떻게 느끼셨나요?" (가급적이면 대부분 저학년과 경험이 적은 참여자 먼저)

4.7.2.4 분석

① 기술Description: "이 시나리오는 무엇에 관한 것인가요?" 또는 "이 환자에게 무슨 일이 일어났나요?" (리더에게)

② 성공적인 점Successes: "성공적인 점은 무엇인가요?"

③ 어려운 점Difficulties: "여러분이 직면했던 어려움은 무엇이었나요?"

④ 적절한 기법Technique의 선택: 지시적 피드백(지식문제), 플러스/델타, 사후행동검토 또는 옹호 질문(2~4가지 수행 격차): 만약 후

자라면

a. "나는 …을 관찰했습니다."

b. "나는 …을 염려하고 있습니다."

c. "나는 왜 그것이 이런 식으로 발생했는지를 알고 싶습니다." 또는 "나는 그 당시에 당신의 마음이 어떠하였는지 궁금합니다."

⑤ 수행 격차 해소

a. 문제 상황의 재정의와 재정리: "당신이 말하는 것은 …인가요?"

b. 일반화: "여러분은 그러한 … 상황을 경험해 보신 적이 있나요?"

c. 해결책에 대한 질문: "이 문제를 극복하기 위한 해결책을 가지고 있는 분 있나요?"

⑥ 확인 피드백: "만약 다시 한다면, 어떻게 다르게 하고 싶으신가요?"

4.7.2.5 요약

① 학습요점에 대한 요약: "당신은 오늘 무엇을 배웠나요?"

② 질문 요청: "질문 있으세요?"

③ 도구상자 제공: 교훈적인 유인물, 참고문헌, 특정 술기의 연습을 위한 시뮬레이션 센터 방문 제안

4.7.2.6 종결

① 감사: "다시 한 번 이 시나리오와 디브리핑에 참여해 주셔서 감사드립니다."

② 비밀 유지: "디브리핑 동안 논의한 모든 사항에 대해서는 비밀을 유지해야 하며, 이 방 밖으로 어느 것도 나가지 않아야 합니다.",

"시나리오와 디브리핑은 비밀로 유지해야 한다는 것을 기억해 주시기 바랍니다. 그래야 여러분의 동료가 자신이 직면한 시나리오가 정확히 무엇인지 알지 못하고, 이 학습경험으로부터 똑같이 도움을 받을 수 있습니다."

③ 이득에 대한 희망: "저는 이 시뮬레이션 경험이 여러분의 임상실무에 도움이 되기를 희망합니다."

찾아보기